Essenties voor samenwerking in wonen en zorg

Essenties voor samenwerking in wonen en zorg

Realiseer meer en beter woonzorgvastgoed

H. K. van den Beld
D. van Zalk

© 2010 Bohn Stafleu van Loghum, onderdeel van Springer Uitgeverij

Alle rechten voorbehouden. Niets uit deze uitgave mag worden verveelvoudigd, opgeslagen in een geautomatiseerd gegevensbestand, of openbaar gemaakt, in enige vorm of op enige wijze, hetzij elektronisch, mechanisch, door fotokopieën of opnamen, hetzij op enige andere manier, zonder voorafgaande schriftelijke toestemming van de uitgever.

Voor zover het maken van kopieën uit deze uitgave is toegestaan op grond van artikel 16b Auteurswet 1912 j° het Besluit van 20 juni 1974, Stb. 351, zoals gewijzigd bij het Besluit van 23 augustus 1985, Stb. 471 en artikel 17 Auteurswet 1912, dient men de daarvoor wettelijk verschuldigde vergoedingen te voldoen aan de Stichting Reprorecht (Postbus 3051, 2130 KB Hoofddorp). Voor het overnemen van (een) gedeelte(n) uit deze uitgave in bloemlezingen, readers en andere compilatiewerken (artikel 16 Auteurswet 1912) dient men zich tot de uitgever te wenden.

Samensteller(s) en uitgever zijn zich volledig bewust van hun taak een betrouwbare uitgave te verzorgen. Niettemin kunnen zij geen aansprakelijkheid aanvaarden voor drukfouten en andere onjuistheden die eventueel in deze uitgave voorkomen.

ISBN 978 90 313 7629 2

NUR 801

Ontwerp omslag: Bottenheft, Marijenkampen

Ontwerp binnenwerk: Boekhorst Design, Culemborg

Eerste druk 2010

Bohn Stafleu van Loghum

Het Spoor 2

Postbus 246

3990 GA Houten

www.bsl.nl

Inhoud

Voorwoord		**7**
Samenvatting		**9**
1	**Samenwerken in wonen en zorg is noodzakelijk**	**11**
	1.1 De vraag naar aangepaste woningen groeit en is divers	11
	1.2 Vastgoed- en zorgpartijen vinden elkaar	12
	1.3 Wat staat soepele samenwerking in de weg?	13
	1.4 Leeswijzer	14
	1.5 Het resultaat: betere basis voor samenwerking	15
2	**Woonzorgvragers: meer, diverser en veeleisender**	**19**
	2.1 Meer ouderen met beperkingen	20
	2.2 Ook andere groepen hebben behoefte aan aangepaste woonvormen	23
	2.3 De huidige woningvoorraad is niet toereikend	24
	2.4 Typering van de woonbehoefte naar woonvormen	26
	2.5 Een grote opgave voor vastgoed- en zorgpartijen	27
3	**Vastgoedpartijen: zorg voor lange termijn**	**29**
	3.1 Drie soorten vastgoedpartijen	29
	3.2 Karakter van woningcorporaties	36
	3.3 De financiële huishouding van vastgoedpartijen	44
	3.4 Financiën van woonzorgvastgoedobjecten	50

4	**Zorgpartijen: meer vrijheid, meer verantwoordelijkheid**	**71**
	4.1 Drie soorten aanbieders	71
	4.2 Karakter zorgaanbieders	79
	4.3 Financiële huishouding van zorgaanbieders	89
	4.4 Zorgvastgoed voor zorgaanbieders: ontwikkeling in onzekerheid	93
	4.5 Tot slot	101
5	**Samenwerking: noodzakelijk maar niet vanzelfsprekend**	**105**
	5.1 Redenen voor samenwerking	105
	5.2 Oorzaken van problemen bij samenwerking	111
	5.3 De samenwerking verbeteren	114
	5.4 Tot slot	124
6	**Slot: van denken naar doen**	**129**
7	**Bronnen voor verdieping**	**133**
8	**Literatuur**	**139**
	Bijlage: Omschrijving woonvormen	**145**
	Over de auteurs	**149**
	Verantwoording	**151**

Voorwoord

Goed wonen en goede zorg zijn onze specialiteit. Aedes en ActiZ staan voor een goed kwalitatief en kwantitatief aanbod van huisvesting en zorg voor alle doelgroepen. Samenwerking tussen de partijen is daarbij noodzakelijk, maar niet altijd vanzelfsprekend.
Zorgondernemers en woningcorporaties kennen elkaar in veel gevallen nog onvoldoende. Daardoor weten ze elkaar vaak nog niet te vinden, terwijl het van belang is dat dat wel gebeurt. Er is een stijgende vraag naar meer en betere woonzorgprojecten voor ouderen en mensen met een beperking in onze samenleving, ook vanwege de vergrijzing. Een voortvarende, efficiënte en effectieve aanpak is daarbij nodig.
Bij het gezamenlijk realiseren van woonzorgprojecten is het niet langer voldoende voor partijen om samen een gedeelde visie te hebben. Woningcorporaties en zorgondernemers worden tegenwoordig steeds zakelijker, vanuit een toenemende druk op de bedrijfsvoering en de beschikbare middelen. Dat zal de komende jaren niet minder worden.
Om in een meer bedrijfsmatige omgeving goed te kunnen samenwerken, is het noodzakelijk om elkaars belangen te begrijpen. Daar is dit boek voor geschreven. Het is bedoeld voor toezichthouders, bestuurders en managers uit twee sectoren: de vastgoed- en de zorgsector, om hen inzicht te geven in de

Om goed te kunnen **samenwerken** is het noodzakelijk om elkaars belangen te **begrijpen**

cultuur, de taal, het denken en het handelen van de samenwerkingspartners uit de 'andere wereld'. Zo wordt de kans groter dat vastgoed- en zorgpartijen samen op één lijn komen.
Wij beseffen dat de omvang en complexiteit van het speelveld moeilijk in één publicatie zijn te vatten. Toch is deze uitgave een poging om overzicht te scheppen. Voor het eerst worden essenties voor woonzorgsamenwerking vanuit het perspectief van vastgoed- en zorgondernemingen bijeengebracht. Daarmee bent u in staat uw eigen oordeel te vormen en verdieping te zoeken voor toepassing in uw eigen specifieke situatie.
Wij wensen u veel succes toe bij het realiseren van meer en beter woonzorgvastgoed.

Aad Koster
directeur ActiZ organisatie van zorgondernemers

Hendrien Witte
directeur Aedes vereniging van woningcorporaties

Samenvatting

Dit boek is geschreven voor toezichthouders, bestuurders en managers van vastgoed- en zorgondernemingen en geeft meer inzicht in de wederzijdse belangen en het proces van samenwerking. Dat inzicht is noodzakelijk om samen meer, sneller en beter woonzorgvastgoed te realiseren.

In onze samenleving vragen steeds meer mensen om aangepaste huisvesting vanwege hun zorg- en ondersteuningsbehoefte. Hun wensen zijn steeds diverser en hun aantal is omvangrijk. Samenwerking tussen vastgoedpartijen en zorgaanbieders kan helpen deze uitdaging voor de toekomst aan te gaan.

De belangrijkste vastgoedpartijen zijn projectontwikkelaars, beleggers en woningcorporaties. Deze partijen ondervinden veel invloed van spelregels en spelbepalers; zo neemt de maatschappelijke en financiële druk op woningcorporaties toe. Inzicht in de financiële huishouding van vastgoedpartijen, de wijze waarop zij investeringsbeslissingen nemen en de totstandkoming van huurprijzen biedt zorgaanbieders met dit boek de mogelijkheid om zich gelijkwaardiger op te stellen.

Aanbieders van ouderenzorg, gehandicaptenzorg en geestelijke gezondheidszorg zijn voor hun bedrijfsvoering sterk afhankelijk van overheidsregels en -budgetten, het aantal cliënten en de specifieke behoefte van die cliënten aan wonen en zorg. Vanuit gereguleerde marktwerking krijgen zorgaanbieders steeds meer vrijheid en verantwoordelijkheid en nemen hun risico's toe. Inzicht in relevante ontwikkelingen, de financiële huishouding van zorgaanbieders en het belang van zorgvastgoed leert dat zij voor een grote strategische vastgoeduitdaging staan.

Vastgoed- en zorgondernemingen kiezen vaak voor samenwerking vanuit motieven zoals de marktvraag, deskundigheid, locaties, het benutten van financiële mogelijkheden en risicospreiding. Naast deze rationele argumenten blijken bij samenwerking ook emoties en persoonlijke beweegredenen een grote rol te spelen. Die samenwerking is niet eenvoudig; problemen worden vaak veroorzaakt door verschillen in cultuur, die overigens volstrekt begrijpelijk zijn. Om de samenwerking te verbeteren is het aan te bevelen om meer aandacht te besteden aan de verkenning en ontwikkeling van het samenwerkingsproces. Hiervoor kunnen instrumenten uit dit boek gebruikt worden rond partnerkennis en samenwerkingsvormen.

1

Samenwerken in **wonen** en **zorg** is noodzakelijk

Een te lage bouwproductie van woonzorgvastgoed, een te lange doorlooptijd van woonzorgprojecten en een slechte match van vraag en aanbod in woonzorgvastgoed. Dit zijn veelvoorkomende problemen, die niet alleen veroorzaakt worden door bouwregelgeving. De problemen kunnen ook aangepakt worden door een betere samenwerking tussen organisaties in 'zorg' en 'vastgoed'. In de praktijk blijkt soepele samenwerking echter geen vanzelfsprekendheid. Daarbij helpt het elkaars drijfveren, doelstellingen en cultuur te leren kennen. Dát is het doel van dit boek: essenties aanbieden, waarmee partijen op lokaal niveau en in de eigen situatie elkaar beter begrijpen en zij misverstanden, frustratie en gemiste kansen voorkomen.

1.1 De vraag naar aangepaste woningen groeit en is divers

De belangrijkste oorzaak van de groeiende vraag naar aangepaste huisvesting is de vergrijzing. In 2009 telt Nederland 2,5 miljoen 65-plussers. In 2025 zijn ongeveer 3,7 miljoen Nederlanders ouder dan 65 jaar. Dat is bijna een kwart van de bevolking (CBS, 2009a). Deze ontwikkeling vraagt om een drastische verandering in het huidige woningaanbod: zowel in kwaliteit als aantallen geschikte woningen. Binnen de groep van 55-plussers bestaat een

Het bestaande woonzorgaanbod sluit **onvoldoende** aan bij de **wensen** van huidige en toekomstige **zorgvragers**

grote diversiteit van uiteenlopende leefstijlen, voorkeuren, wensen en mogelijkheden. Die diversiteit is zelfs groter dan bij de jongere leeftijdsgroepen door de toenemende levenservaring gedurende het levensverloop. Deze verschillen maken ook de woonwensen divers. De behoefte aan maatwerk en individueel wonen is daarom groot. Daarnaast zijn er ook mensen met een verstandelijke beperking, een blijvende lichamelijke beperking, een chronische psychische aandoening of een sociaal probleem die aangepaste huisvesting nodig hebben. Deze groepen gaan mee in de individualisering van de maatschappij en vermaatschappelijking van de zorg. Hoewel het tegenwoordig iets minder vanzelfsprekend is, is de verschuiving van grote instellingsterreinen naar kleinschalige woonvormen 'midden in de maatschappij' nog steeds een trend.
Per saldo sluit het bestaande woonzorgaanbod onvoldoende aan bij de wensen van huidige en toekomstige zorgvragers, zowel in kwantitatieve als in kwalitatieve zin. Samenwerking tussen zorgaanbieders en vastgoedpartijen is noodzakelijk om dit te verbeteren. Samen kunnen ze immers beter aan de behoeften voldoen, een beter rendement halen, slimmer opereren en een betere maatschappelijke positie innemen. Later zullen we zien hoe dat mogelijk is.

1.2 Vastgoed- en zorgpartijen vinden elkaar

De politieke en maatschappelijke druk op vastgoedpartijen om te investeren in maatschappelijk vastgoed, inclusief woonzorgprojecten, wordt steeds groter. De (vermeende) vrije beschikbaarheid van vermogens bij woningcorporaties speelt daarbij een belangrijke rol. Beleggers zien in woonzorgprojecten een toekomstbestendige investering, terwijl het bij projectontwikkelaars vooral gaat om kansen die zij zien vanwege de snel groeiende en relatief vermogende doelgroep. Vastgoedpartijen mogen of kunnen zelf geen zorg aanbieden en hebben veelal te weinig kennis van en connecties in de zorg. Voor hen is samenwerking met zorgaanbieders daarom interessant. Zorgaanbieders hebben eigen motieven, zoals onvoldoende financiële middelen, kennis, relaties en locaties om de benodigde hoeveelheid woonzorgvastgoed met de juiste kwaliteit te ontwikkelen. De bundeling van kennis en ervaring kan daarom voor zorg- en vastgoedpartijen van meerwaarde zijn; woonzorgprojecten zouden bovendien sneller, efficiënter en kwalitatief beter kunnen worden ontwikkeld.

Samenwerking tussen vastgoedpartijen en zorgaanbieders blijkt **niet altijd vanzelfsprekend**

1.3 Wat staat soepele samenwerking in de weg?

In de praktijk blijkt samenwerking tussen vastgoedpartijen en zorgaanbieders niet altijd vanzelfsprekend. Wet- en regelgeving kennen hiervoor beperkingen. Bovendien geven de verschillende partijen ook ieder een eigen invulling aan de drie centrale processen van het ondernemen: doelen stellen, organiseren en realiseren (Weggeman, Wijnen & Kor, 2005). Zo werken projectontwikkelaars en beleggers bijvoorbeeld vanuit een focus op rendement, zijn woningcorporaties meer gericht op het creëren van sociale woningbouw in een leefbare woonomgeving en stellen zorgaanbieders de cliënt en kwaliteit van zorg centraal. De sectoren van 'vastgoed' en 'zorg' spreken een eigen taal en veelal kennen zij elkaar nog onvoldoende. Om woonzorgkansen te

De sectoren **'vastgoed'** en **'zorg'** spreken een eigen taal (en veelal kennen zij elkaar nog **onvoldoende**)

benutten, moeten zorgaanbieders en vastgoedpartijen elkaar beter leren kennen en begrijpen, zodat veronderstellingen en cultuurverschillen de samenwerking niet langer belemmeren en ze optimaal van elkaars kracht en mogelijkheden gebruik kunnen maken. Als de verschillende belangen van samenwerkingspartners worden uitgesproken en erkend, zal het vertrouwen groeien en is er ruimte om te zoeken naar overeenkomende belangen en gezamenlijke doelen.

1.4 Leeswijzer

Met dit boek willen wij een bijdrage leveren aan het verkleinen van de afstand tussen organisaties in 'vastgoed' en 'zorg', zodat partijen duurzame samenwerking en succesvoller meer en betere woonzorgvoorzieningen voor ouderen en mensen met een beperking kunnen realiseren. Daarvoor is voldoende basiskennis van elkaars wereld noodzakelijk. In dit boek geven wij allereerst informatie over de doelgroepen waarvoor in Nederland aanpast woonzorgvastgoed noodzakelijk is. Vervolgens behandelen we in aparte hoofdstukken essenties van respectievelijk vastgoedpartijen en zorgaanbieders, inclusief hun omgeving en relevante ontwikkelingen. Daarna komt het onderwerp 'samenwerking' aan bod, gevolgd door een slotbeschouwing. Omdat het bij woonzorgsamenwerking vooral over 'het investeren in en het (ver)huren van gebouwen' gaat en 'geld' daarbij erg belangrijk is, besteden wij aan deze elementen extra aandacht. Zo kunt u dit boek ook gebruiken om de financiële afwegingen en werkwijze van partijen rond verhuur van woonzorgvastgoed beter te begrijpen. Verspreid over het boek komt u praktijkvoorbeelden tegen en lichten we diverse deelonderwerpen uit. Het boek is bruikbaar als integraal instrument; maar u kunt ook losse hoofdstukken lezen waar uw specifieke interesse naar uitgaat, zoals sectorkennis, financiën of samenwerkingsvraagstukken.

> **LET OP**
> Dit boek beschrijft 'essenties' voor samenwerken in wonen en zorg. Veel onderwerpen geven we daarom vereenvoudigd weer. Ook laten we veel nuances weg. Op die manier is dit boek overzichtelijk én toegankelijk. Met een uitgebreide bronvermelding maken we het voor iedereen mogelijk zelfstandig de diepte te zoeken die gewenst of noodzakelijk is in specifieke gevallen.

1.5 Het resultaat: betere basis voor samenwerking

Het is onze ambitie dat u met dit boek beter tot samenwerking komt bij het realiseren van woonzorgprojecten. Als professional in de vastgoedwereld kent u de mogelijkheden, beperkingen, karakteristieken, kengetallen en ontwikkelingen van de zorgwereld. En andersom weet u als bestuurder, manager of toezichthouder in de zorg na lezing beter hoe vastgoedpartijen denken, werken en rekenen. U hebt meer inzicht in de motieven voor samenwerking, oorzaken van problemen daarbij en kent instrumenten die u kunnen helpen uw eigen samenwerking gericht te verbeteren.

> **VERONDERSTELLINGEN**
>
> In de praktijk blijken betrokkenen bij woonzorgprojecten met veronderstellingen over 'de ander' te leven. Enkele voorbeelden die wij zijn tegenkomen verwoorden wij hier.
>
> Over zorgaanbieders is gezegd:
> *'zijn zoekend'*
> *'concurrentie werkt verlammend'*
> *'werken vanuit eigen belang'*
> *'zijn kundige leverancier van zorg, maar kennen een groot spanningsveld met vastgoed'*
> Over woningbouwcorporaties hebben wij vernomen:
> *'zitten op grote zak geld, doen niet zo veel'*
> *'beperkte transparantie'*
> *'gebrek aan ondernemerschap en wegzetten van kapitaal'*
> *'hebben voordeel ten opzichte van ontwikkelaars'*
> Over ontwikkelaars/beleggers tekenen wij op:
> *'zijn op zoek naar krenten uit de pap'*
> *'werken vanuit 'what's in it for me''*
> *'kunnen veel mogelijk maken'*
> *'kwaliteit schiet vaak tekort'*
>
> Dit boek wil een meer neutraal, feitelijk inzicht bieden in de situatie van betrokkenen, waarmee u uw eigen veronderstellingen kunt staven of aanpassen.

CASUS

Mevrouw Zijlstra-Bruggema (76) werd geboren in Groningen en trouwde daar. Samen met haar man verhuisde ze in 1957 naar Den Haag waar ze vier kinderen kreeg en huisvrouw was. Op dit moment woont ze zelfstandig in een appartement dicht bij de wijk waar haar kinderen opgroeiden. Ze heeft een heerlijke flat in Den Haag en redt zichzelf nog prima. Mevrouw Zijlstra-Bruggema moet er dan ook niet aan denken naar een bejaardenhuis te verhuizen. 'Ik woon hier met ontzettend veel plezier.'

'Het bejaardenhuis? Ik moet er niet aan denken!'

Eens in de veertien dagen krijg ik hulp in de huishouding via de thuiszorg. Dat is wel veel meer geweest. Toen ik na twee heupoperaties weer thuiskwam, heb ik veel zorg aan huis gekregen. Het was allemaal heel goed geregeld, ik kreeg alle hulp die ik nodig had. Ik merkte wel dat het heel fijn is om een vaste hulp te hebben, vooral voor de hulp in de huishouding. Een tijd lang kreeg ik telkens iemand anders. Zo kreeg ik een jongen die de dag ervoor achttien was geworden. Die moest ik alles nog leren. Ik ben 76 en daar heb ik dus echt geen zin in. Daarna kreeg ik een jongen die in één uur door mijn huis rausde. Toen kon ik alles toch nog zelf doen en heb ik gezegd: 'Stuur me alsjeblieft een stevige hulp met ervaring'. Nu heb ik gelukkig een goede vaste hulp. Inmiddels kan ik ook weer veel meer zelf. Ik loop wat moeilijk, maar dankzij mijn auto ben ik toch mobiel. Ik lees en puzzel graag en doe wat kleine klusjes voor de kerk. Waar ik over tien jaar woon en wat ik dan doe? Daar kan ik geen zinnig woord over zeggen. Ik ben een nuchter mens en heb wat dat betreft de instelling van 'wie dan leeft, wie dan zorgt'. Ik hoop dat ik nog een tijd mag blijven zoals ik nu ben. Ik heb wel mensen gekend die in een bejaardenhuis woonden. Het lijkt me zo erg om daar in je kamertje te zitten met je bed en alles erin. Maar als je erg veel zorg nodig hebt, moet je die stap misschien maken. Ik kan ook niet altijd een beroep op mijn kinderen doen. Ik zou het ook heel erg vinden om altijd van hen afhankelijk te zijn. Dat zorginstellingen steeds meer kleine wooncomplexen voor ouderen hebben vind ik positief. Dat lijkt me veel gezelliger dan zo'n grote bejaardenflat.'

CASUS

Mevrouw Mierop-Laurens (85) werd geboren in het voormalige Nederlands-Indië. In 1953 kwam zij met haar gezin naar Nederland. Nu woont zij in woonzorgcentrum Patria in Bussum, een huis dat zich speciaal richt op Indische mensen.

'Ik ben tevreden met wat ik heb'

Ze heeft een tweekamerappartement op de zesde verdieping van woonzorgcentrum Patria. Wie tussen de orchideeën door naar beneden kijkt ziet een bosrijk landschap dat door de snelweg A1 in tweeën wordt gedeeld. 'Het was voor mij een heel logische stap om naar Patria te verhuizen. Toen ik jonger was had ik al veel contact met de Indische bejaardenhuizen. Ik deed er vrijwilligerswerk. Zo gaf ik bijvoorbeeld handwerkles en adviseerde ik mensen bij de overstap naar zo'n verzorgingshuis. Toen ik zelf aan de beurt was, had ik geen advies meer nodig. Ik wist wat ik wilde en heb ervoor gezorgd dat ik hier terechtkwam. Voor mij is het belangrijk om samen te wonen met Indische mensen. We hebben dezelfde achtergrond en onze eigen gewoonten. Toen we naar Nederland kwamen werd er gezegd, 'je bent hier in Holland, dus je moet ook op zijn Hollands gaan denken'. Maar dat werkt gewoon niet zo. Ik ben tevreden met wat ik hier heb. Als je me vraagt in wat voor huis ik zou willen wonen als ik het voor het kiezen had, dan schiet me niets te binnen. Gek is dat eigenlijk hè? In mijn leven heb ik geleerd me aan te passen zonder te zeuren. Ik ben dus niet iemand die zo snel zegt 'ik wil dit en ik wil dat'. Dat is ook wel iets van mijn generatie. De mensen die nu 65 worden zijn heel anders opgegroeid en zitten weer anders in elkaar. Door lichamelijke beperkingen heb ik ook niet meer zo veel te willen. Ik doe zo veel mogelijk mee met de dingen die ze beneden organiseren, zoals muziekavonden, spelletjes, diners en de kerkdienst. Ik zou het ook leuk vinden om met een computer om te kunnen gaan. Dat kun je hier leren, maar er hebben zoveel mensen belangstelling voor en er zijn niet veel computers. Dan moet je lang wachten en daar heb ik dan weer geen zin in. Mijn tijd komt nog wel. Of niet natuurlijk...'

2

Woonzorgvragers: **meer,** diverser en veeleisender

Bij wonen en zorg is de eindgebruiker de persoon die nu of straks goede woonruimte en zorg nodig heeft. Daar gaat dit hoofdstuk over, zodat u goed zicht heeft op de groep mensen voor wie u initiatieven ontwikkelt. Nog niet zo lang geleden leek iedereen het immers met elkaar eens: ouderen wonen in bejaardenhuizen en mensen met een beperking op grote instellingsterreinen in een rustige omgeving. De vertaling van deze ideeën zien we vandaag de dag nog volop terug in het vastgoed van zorgaanbieders. Deze gebouwen en terreinen sluiten echter lang niet altijd aan bij de wensen en behoeften van huidige en toekomstige zorgvragers. Wie zijn die zorgvragers eigenlijk en hoe zien hun woonwensen eruit? En wat is ervoor nodig om zorgvragers naar wens te laten wonen?

De behoefte aan specifieke huisvesting als gevolg van beperkingen spitst zich toe rond de doelgroepen ouderen, mensen met een lichamelijke of verstandelijke beperking en mensen met een chronische psychische aandoening of sociaal probleem. Omdat de groep ouderen in omvang verreweg de grootste is, zullen we in dit boek hier de nadruk op leggen. Maar ook de andere doelgroepen komen aan bod.[1]

---

1   Dit hoofdstuk bevat indicatieve data; mede vanwege definitiekwesties, peildata en beschikbaarheid, is het niet mogelijk om data te gebruiken die volledig actueel, vergelijkbaar en eenduidig zijn.

2.1 Meer ouderen met beperkingen

Een groot deel van de mensen die vanwege hun zorgvraag een aangepaste woning nodig heeft, is ouder dan 65. Door de vergrijzing groeit deze groep hard. In 2009 waren er 2,5 miljoen 65-plussers, in 2025 zullen er 3,7 miljoen mensen ouder zijn dan 65. Rond 2040 bereikt het aantal ouderen het hoogtepunt met een totaal van 4,5 miljoen 65-plussers, zijnde 25% van de totale bevolking (CBS, 2009a). Verreweg de meeste ouderen hebben niet direct een aangepaste woning en zorg nodig. Maar hoe ouder mensen worden, hoe groter de kans op beperkingen en aandoeningen wordt. In de leeftijdsgroep van 55 tot 65 jaar werden in 2004 in ongeveer één op de vier huishoudens lichamelijke beperkingen ervaren. Bij 75-plussers was dat in 60% van de huishoudens het geval (Julberg & Ras, 2004). Naar verwachting neemt het aantal mensen met dementie tussen 2005 en 2030 toe met maar liefst 65%, van 193.000 tot 319.000 personen (van Waarde & Wijnties, 2007).

2.1.1 AFHANKELIJK EN HULPBEHOEVEND TEGENOVER MONDIG EN ZELFREDZAAM

De groep ouderen kenmerkt zich niet alleen door een enorme groei, maar ook door een steeds grotere diversiteit. Dé 55-plusser bestaat niet. Veel ouderen gaan mee met de individualisering van de samenleving en laten zich minder leiden door tradities en groepsnormen. Ze hebben persoonlijke voorkeuren en spreken deze gemakkelijker uit. Een deel van de huidige ouderen is vitaal, zelfstandig, voelt zich zeker niet oud en wil en kan zo lang mogelijk zelfstandig blijven wonen. Aan de andere kant is er een groep kwetsbare ouderen die door omstandigheden wel afhankelijk is van zorg en ondersteuning.
Daarnaast zijn er nog meer verschillen. Zo is er de babyboomgeneratie, waarbij ouderen in vergelijking met de vooroorlogse generatie gemiddeld hoger opgeleid, meer vermogend, mobieler, 'digitaler', assertiever, actiever en vaker gescheiden of kinder-

loos zijn. Binnen die babyboomgeneratie zijn er ook verschillen, omdat niet alle ouderen hebben gedeeld in de stijging van de welvaart. Daardoor bestaat er tevens een omvangrijke groep ouderen die noodgedwongen wel afhankelijk van het sociale stelsel en daardoor minder zelfstandig is. Een ontwikkeling die de verschillen binnen de groep 55-plussers vergroot, is de toenemende diversiteit aan culturen en leefstijlen binnen onze samenleving.

DÉ 50-PLUSSER BESTAAT NIET

Senioren hebben te maken met veel vooroordelen en worden vaak als een 'grijze massa' gezien. Ouderen herkennen zich echter niet in dat beeld. Veelal voelen ze zich jonger dan ze zijn en genieten ze van wat ze kunnen en hebben. De senior zit helemaal niet achter de geraniums, maar heeft het druk. Naar de drijfveren en behoeften van ouderen is veel onderzoek gedaan. Hieruit blijkt telkens weer de grote veelzijdigheid van deze bevolkingsgroep. Op verschillende manieren kunnen ouderen worden getypeerd. Eén voorbeeld is naar gezondheidsprofiel, met een onderscheid tussen 'vitalen', 'toekomstgerichte vitalen', 'eenzame redzamen', 'cognitief beperkte redzamen' en 'hulpbehoevenden' (Luijkx & Pardoel, 2005). Ook kan gekeken worden naar de financiële positie of de mogelijkheid om anderen als hulpbron in te zetten. Er kunnen ook 'leefstijlgroepen' worden onderscheiden, bijvoorbeeld in de volgende, veelgebruikte zes segmenten (Hagen & Mandemakers, 2006)
- De groep *ongebondenen* (15%) is vitaal, op zichzelf gericht en maatschappelijk actief; reizen en genieten van het leven zijn bij deze groep de trefwoorden.
- De *dynamische individualisten* (13%) zijn de carrièremakers in ruste. Ze hebben zich enigszins teruggetrokken en willen privacy en rust.
- De derde groep zijn de *onafhankelijken* (17%): veelal alleenstaande vrouwen, 70-plus, stedelijk georiënteerd en vaak flatbewoners.

- De *samenlevers* (19%) zijn vooral groepsgeoriënteerd: ze willen samen dingen doen met leeftijdgenoten en zoeken gezelligheid en geborgenheid. Vinden ze die niet binnen de huidige woonomgeving, dan hebben zij er belangstelling voor om met leeftijdgenoten te wonen. Daarbij is ook het zorgen voor elkaar een belangrijk aspect. In de toekomst is deze groep het grootst: 1,5 miljoen 50-plussers in 2025.
- Een vijfde groep is te typeren als de *verankerden* (ook 19%): zij willen vasthouden aan het sociale netwerk in de eigen woonomgeving en willen niet verhuizen.
- De *terugtreders* (16%) tot slot hebben hun leefwereld ingeperkt. Ze hebben minder behoefte aan sociale contacten en zijn weinig geneigd om te verhuizen. Soms willen ze inwonen (of aanleunen) bij de eigen kinderen. Het gaat hier om relatief veel ouderen die naar Nederland geëmigreerd zijn.

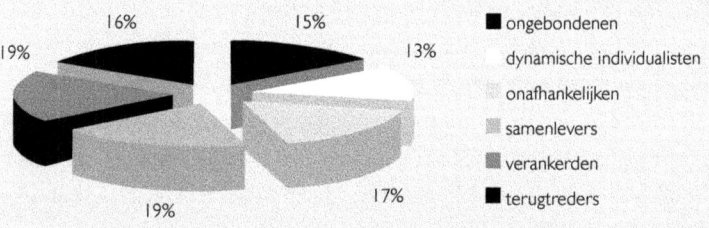

Figuur 2.1 Segmentatie naar leefstijlgroepen

Met het onderkennen van de diversiteit, die verder gaat dan dergelijke segmentarische indelingen, wordt het voor woonzorgpartijen beter mogelijk om in te spelen op de daadwerkelijke behoefte van specifieke doelgroepen. Met daarbij de aantekening dat alleen marktonderzoek op lokaal niveau kan leiden tot goede oplossingen voor woonzorgvragers.

2.2 Ook andere groepen hebben behoefte aan aangepaste woonvormen

Naast ouderen hebben ook andere eerdergenoemde doelgroepen soms behoefte aan aangepaste woon- en leefruimte waar zorg en ondersteuning geboden kunnen worden. Het gaat daarbij vooral om mensen met een verstandelijke of een lichamelijke beperking en mensen met chronische psychische aandoeningen of sociale problemen. Tot voor kort werden deze mensen veelal gehuisvest in grootschalige instellingen buiten de stad: plekken met rust en regelmaat waar 24 uur per dag zorg en begeleiding aanwezig waren. De laatste jaren wordt steeds meer gekozen voor 'vermaatschappelijking van de zorg'. Dat wil zeggen: zo veel mogelijk wonen in wijken en buurten, waar ook andere 'gewone' burgers wonen. Een andere ontwikkeling is die van kleinschaligheid: huisvesting in kleine groepen, zonder een zogenaamd 'institutioneel karakter'. Op die manier is meer

> De laatste jaren wordt steeds **meer gekozen** voor **'vermaatschappelijking** in de zorg'

aandacht mogelijk voor de mens en zijn individuele behoeften. Ongeveer 12% van de Nederlandse bevolking heeft een matige of ernstige lichamelijke beperking (CBS, 2009b). Naar schatting zijn er in Nederland tussen de 400.000 en 600.000 zelfstandig wonende mensen met (zeer) ernstige lichamelijke beperkingen. Daarnaast zijn er ruim 100.000 mensen met een verstandelijke beperking, waarvan iets meer dan de helft ernstige verstandelijke beperkingen heeft (RIVM, 2009). Ruim 64.000 mensen met een beperking verblijven binnen de muren van een zorginstel-

Aanbodgerichte 'standaardoplossingen' worden minder geaccepteerd

ling, gezinsvervangend tehuis of een andere specifieke woonvorm (CBS, 2009c).
De geestelijke gezondheidszorg in Nederland heeft jaarlijks ruim 800.000 mensen in behandeling. Daarvan verblijven bijna 35.000 mensen 24 uur per dag in een instelling of beschermde woonsetting (GGZ Nederland, 2009).[2]
Voor alle groepen mensen met een behoefte aan aangepaste huisvesting geldt dat zij en hun verwanten kritischer worden en meer keuzevrijheid willen, waarbij aanbodgerichte 'standaardoplossingen' minder geaccepteerd worden.

2.3 De huidige woningvoorraad is niet toereikend

De snel toenemende vraag naar 'wonen en zorg' zorgt voor een grote opgave. De huidige woningvoorraad in ons land is qua aantal niet toereikend en voldoet niet aan de huidige eisen die eraan gesteld worden.

2.3.1 DE KWANTITEIT: EEN GROTE OPGAVE OP LOKAAL NIVEAU

De exacte en actuele omvang van de woningbehoefte voor bijzondere doelgroepen is moeilijk vast te stellen. De ministeries van VROM en VWS geven aan dat er een tekort van meer dan 406.000 woningen is voor mensen met een zorgvraag, onder andere vanwege de bevolkingsontwikkeling (VROM/VWS, 2004). Dit aantal woningen zou tussen 2006 en 2015 beschikbaar moeten komen om aan de vraag te voldoen, per jaar zo'n 45.000. Bij deze getallen gaat het om 'verzorgd wonen' en 'overige geschikte woonvor-

---

2   Eigen berekening: 14% van 204.400.

men'. Andere geschikte woonvormen betreffen specifieke ouderenwoningen, woningen met ingrijpende aanpassingen en overige nultredenwoningen (Brouwer, van Galen & Sogelée, 2007). De brancheorganisaties van zorgaanbieders en woningcorporaties ActiZ en Aedes zijn altijd zeer kritisch geweest bij deze getallen; ze geven aan dat de woningbehoefte veel gevarieerder is dan de nadruk op nultredenwoningen suggereert (Aedes, 2008). Daarmee zouden de aard en omvang van de opgave heel anders zijn, die bovendien pas op lokaal niveau kunnen worden bepaald en ingevuld. Belangrijker dan het aantal is de algemene conclusie: er is een forse lokale opgave voor alle partijen om tot meer woningen te komen die geschikt zijn voor mensen met een zorgvraag.

De woning moet **toegankelijk, bruikbaar** en **aanpasbaar** zijn

2.3.2 DE KWALITEIT: AANGEPAST VOOR ZELFSTANDIGHEID

Niet alleen het aantal beschikbare woningen voor ouderen, mensen met een beperking of chronische psychische aandoeningen is beperkt, ook de kwaliteit laat vaak te wensen over. Om welke kwaliteit gaat het dan? Aangepaste huisvesting moet het mogelijk maken dat deze mensen zo veel mogelijk zelfstandig kunnen wonen en daarbij gebruik kunnen maken van de belangrijkste woongedeelten. Hij of zij kan de woning zelf betreden en kan zich goed verplaatsen in de woning. De woning moet daarvoor toegankelijk, doorgankelijk, bruikbaar en aanpasbaar zijn. Ook moet aan ICT-voorzieningen worden gedacht. Naast de woning gaat het ook om de woonomgeving, waar de openbare weg, vervoer en gebouwen voldoende toegankelijk en bereikbaar zijn. Dit betekent bijvoorbeeld dat er goede oriëntatiemogelijkheden zijn, weinig hoogteverschillen, voldoende parkeerplaatsen en dat voorzieningen zich op loopafstand bevinden.

De **wensen** van woonzorgvragers zijn **divers** en hun aantal is omvangrijk

2.4 Typering van de woonbehoefte naar woonvormen

Voor verschillende doelgroepen en leefstijlen zijn verschillende soorten aangepaste huisvesting nodig. Die behoefte is mede afhankelijk van de benodigde hoeveelheid zorg. In de praktijk worden overigens vaak verschillende termen voor vergelijkbare voorzieningen gebruikt, zoals 'levensloopbestendig', 'toekomstvast', 'zorggeschikt' en 'nultredenwoning'. In de bijlage treft u een omschrijving van de verschillende woonzorgvormen aan.

Figuur 2.2 geeft een indicatief overzicht van de verschillende woonzorgvormen. Linksonder staat 'gewoon wonen': zelfstandig wonen met eventueel reguliere thuiszorg. Rechtsboven staan woonvormen die intensieve zorg vragen in een sterk aangepaste omgeving. De focus van dit boek ligt vooral op het grote 'middengebied': alle vormen van woonzorgvastgoed tussen reguliere woningbouw en specifiek institutioneel zorgvastgoed.

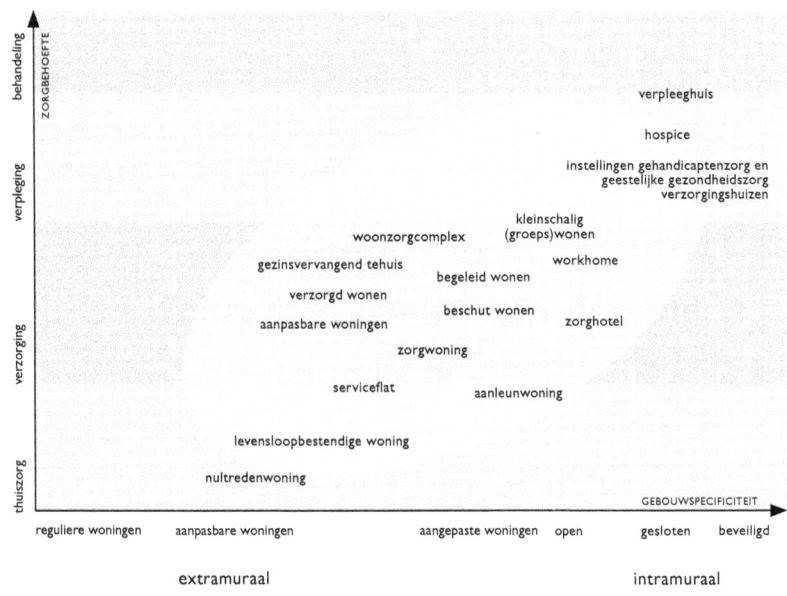

Figuur 2.2 Belangrijkste woonvormen voor ouderen en mensen met een beperking inclusief plaatsbepaling van ons boek

2.5 Een grote opgave voor vastgoed- en zorgpartijen

In dit hoofdstuk hebben we gezien dat er steeds meer mensen komen met een behoefte aan aangepaste woonvormen. Hun wensen zijn divers en hun aantal is omvangrijk. Er ligt dus een grote uitdaging voor vastgoedpartijen en zorgaanbieders om hierin te voorzien. Hoogste tijd om hun aard, ontwikkelingen en belangen te verkennen.

CASUS

Strukton Zorg is een samenwerking tussen Strukton Bouw & Vastgoed, Strukton Worksphere en Strukton Integrale Projecten. Strukton Zorg houdt zich bezig met de ontwikkeling van innovatieve huisvestingconcepten voor de zorg. Strukton opereert daarbij als full service provider: van het ontwerp tot het onderhoud en de financiering van vastgoed kunnen zorgaanbieders hier terecht.

'Integrale projectontwikkeling leidt tot slim zorgvastgoed'

Bij de ontwikkeling van woonzorgprojecten zitten veel verschillende partijen om de tafel. 'Ieder denkt daarbij vanuit zijn eigen discipline en komt met een deeloplossing. Partijen verantwoordelijk voor realisatie en beheer van vastgoed worden hierbij te laat ingeschakeld. Terwijl er juist een totaaloplossing voor de lange termijn nodig is', volgens Jeroen Mieris, projectmanager bij Strukton Zorg.

De *full service provider* is de coördinerende partij die alle benodigde disciplines aanstuurt en het grotere geheel bewaakt. De kunst is de huisvesting te laten aansluiten op de behoeften van de zorgconsument. Cruciaal hierbij is het mobiliseren van de verschillende expertises in een vroeg stadium: van zorginstelling, financier, architect, bouwer en installateur tot aan de facilitair manager en de belegger. Alleen dan kunnen we meerwaarde realiseren. Zet bijvoorbeeld de facilitair manager aan tafel met de architect. En betrek ook beleggers al in de ontwerpfase in het gesprek en niet pas als het gebouw er al staat.'

'Hoewel het inschakelen van een *full service provider* veel voordelen kent, is er met deze manier van werken in Nederland nog maar weinig ervaring, terwijl het in landen om ons heen al wijdverbreid wordt toegepast. De vraag naar levensloopbestendige huisvesting voor ouderen groeit hard, de zorgconsument wordt veeleisender en de ontwikkeling van vastgoed op de traditionele manier wordt gewoonweg te duur. In deze steeds meer vraaggestuurde markt zullen instellingen het lef moeten hebben om vooruit te lopen. Doe je dat niet, dan raak je achterop in de concurrentie.'

3

Vastgoedpartijen: zorg voor lange termijn

Dit hoofdstuk is geschreven voor zorgaanbieders. Wij laten u kennismaken met de belangrijkste kenmerken van de vastgoedsector. Eerst staan we stil bij de verschillende soorten vastgoedpartijen, hun omgeving en ontwikkelingen. Daarna geven we u inzicht in de financiële huishouding van vastgoedpartijen en de manier waarop zij tot investeringsbeslissingen komen. Voor veel partijen is de hoogte van de huurprijs belangrijk maar ook een 'blackbox'. Daarom beschrijven wij hier zo concreet en toegankelijk mogelijk de totstandkoming van 'huurprijzen'. Met dit hoofdstuk kunt u als zorgaanbieder een gelijkwaardiger positie innemen in de samenwerking met vastgoedpartijen.

3.1 Drie soorten vastgoedpartijen

Voor de 16 miljoen inwoners van Nederland zijn ongeveer 7 miljoen woningen beschikbaar, waarvan circa 2,8 miljoen als huurwoning (VROM, 2007). De drie soorten vastgoedpartijen die hier een structurele en professionele functie voor vervullen zijn projectontwikkelaars, beleggers en woningcorporaties. Die laatste groep is in omvang het grootst, heeft veel maatschappelijke verantwoordelijkheid en krijgt daarom verder in dit boek de meeste aandacht.

3.1.1 PROJECTONTWIKKELAARS

Een projectontwikkelaar ontwikkelt voor eigen rekening en risico vastgoed, om uit de verkoop van het vastgoed een stroom van geldelijke opbrengsten te realiseren. De projectontwikkelaar streeft naar een zo hoog mogelijk rendement op de investeringen bij een zo laag mogelijk risicoprofiel (van Gool, Jager & Weisz, 2001). Er bestaan drie soorten projectontwikkelaars. De grootste groep ontwikkelaars is voortgekomen uit bouwbedrijven, de projectontwikkelingsmaatschappijen. Omdat zij ontwikkelend bouwer zijn of onderdeel uitmaken van een bouwconcern, hebben zij een sterke binding met het bouwproces. Er zijn 69 grotere professionele projectontwikkelingsmaatschappijen in Nederland,[3] die samen 50% van alle nieuwbouwwoningen ontwikkelen en realiseren. Daarnaast is er een groep ontwikkelaars die is verbonden aan institutionele beleggers en zich primair richt op het ontwikkelen voor de eigen vastgoedportefeuille (Nozeman et al., 2008). De derde soort ontwikkelaars zijn de zelfstandige projectontwikkelaars, de vaak relatief kleinere bedrijven.

Projectontwikkelaars hebben een **sterke binding** met het **bouwproces**

De levensloop van elk vastgoedproject kent verschillende fasen: van initiatief tot herontwikkeling. Projectontwikkelaars zijn vooral actief vanaf de initiatieffase tot en met de verkoop van het vastgoed, zoals in figuur 3.1 staat weergegeven. Projectontwikkelaars ontwikkelen en verkopen vastgoedobjecten en richten zich juist niet op het beheer en exploitatie van het vastgoed, zoals beleggers en woningcorporaties wel doen.

---

3   Leden van de Vereniging van Nederlandse Projectontwikkeling Maatschappijen (NEPROM), ledenstand per december 2008.

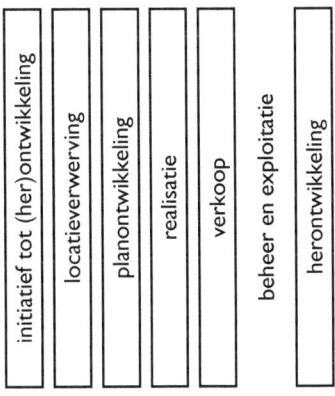

Figuur 3.1 De fasen waarin projectontwikkelaars actief zijn

VERMOGENDE OUDEREN EN GROTE TERREINEN VAN ZORGAANBIEDERS

Commerciële projectontwikkelaars zien kansen in de woonmarkt voor mensen met een zorgvraag. Zij zien vooral de rijkere senioren als een interessante doelgroep waarmee zij in de ontwikkeling van appartementen en woningen steeds vaker rekening houden. Projectontwikkelaars zien daarnaast mogelijkheden in het (deels) overnemen en herontwikkelen van grote instellingsterreinen van zorgaanbieders. In de eerste acht maanden van 2008 brachten die verkopen 232 miljoen euro op, een stijging van 80 procent ten opzichte van 2007 (Rengers & Schoorl, 2008).

3.1.2 BELEGGERS

Beleggers in vastgoed leggen hun vermogen vast in vastgoed, juist met als doel om uit de exploitatie en verkoop van het vastgoed een toekomstige stroom geldelijke opbrengsten te realiseren tegen aanvaardbare risico's. Beleggers kunnen worden onderscheiden in particuliere en institutionele beleggers. Tot de institutionele beleggers behoren beleggingsinstellingen, pensioenfondsen en verzekeringsmaatschappijen. Er zijn 31 grote institutionele beleggers in Nederland, die samen 133.000 woningen verhuren.[4] Institutionele beleggers beleggen vooral in hypotheken, aandelen, obligaties en vastgoed. Circa 10 tot 15% van hun vermogen beleggen zij in vastgoed, waarvan gemiddeld de helft in direct vastgoed, oftewel concrete vastgoedobjecten, en de helft in indirect vastgoed, oftewel vastgoedaandelen (van Gool, Jager & Weisz, 2001).

De verschillen tussen de soorten institutionele beleggers zijn groot. Een verzekeringsmaatschappij belegt gemiddeld 1/5 deel in indirect vastgoed en 4/5 deel in direct vastgoed, tegenover een pensioenfonds dat gemiddeld voor 3/4 deel belegt in indirect vastgoed en 1/4 deel in direct vastgoed (CBS Statline, 2009d).

De indirecte belegging in vastgoed vindt veelal plaats door te beleggen in vastgoedfondsen: beleggingsfondsen die gespecialiseerd zijn in vastgoedbeleggingen. Als zorgaanbieders met institutionele beleggers samenwerken, zal dat veelal met vastgoedfondsen en verzekeringsmaatschappijen zijn.

Daar waar projectontwikkelaars juist bezig zijn met het ontwikkelen, realiseren en verkopen van vastgoed, zijn de beleggers, in het geval van een directe vastgoedbelegging, vooral actief met de koop, beheer, exploitatie en uiteindelijk de verkoop van vastgoed.

Institutionele beleggers beleggen vooral in **hypotheken**, **aandelen**, **obligaties** en **vastgoed**

---

4   Betreft leden van de Vereniging van Institutionele Beleggers in Vastgoed Nederland (IVBN), ledenstand per eind 2008.

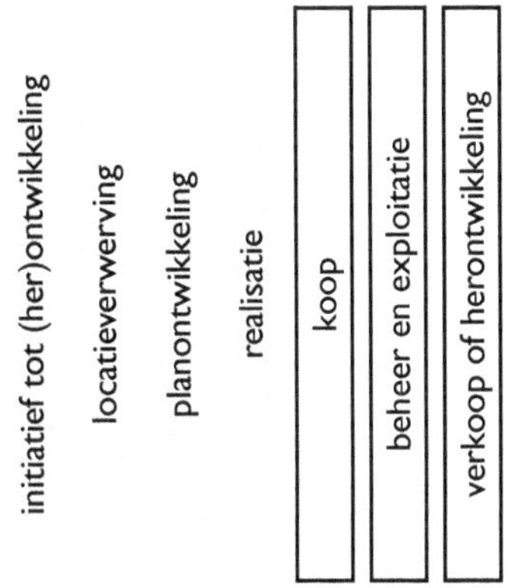

Figuur 3.2 Fasen waarin beleggers actief zijn bij belegging in direct vastgoed

> **ZORGVASTGOEDFONDSEN**
>
> Naast algemene vastgoedfondsen zijn er sinds 2008 zorgvastgoedfondsen. De eerste zorgvastgoedbeleggingsfondsen werden in dat jaar opgericht door ING en Achmea. Beide zorgvastgoedfondsen prognosticeren een rendement van 7 tot 8% op het geïnvesteerde vermogen. Voor beleggers lijkt zorgvastgoed een beleggingsproduct met relatief beperkte risico's (Klaver, 2008). De verwachting is dat zekere rendementen op zorgvastgoed gehaald kunnen worden, omdat uitgaven aan de zorg minder gevoelig zijn voor conjunctuurschommelingen dan de meeste andere beleggingsproducten. Daarnaast zijn door de vergrijzing de uitgaven in de zorg op de middellange termijn gegarandeerd en zijn er relatief veel vermogende ouderen. De huurprijzen worden geïndexeerd en de looptijd van huurcontracten kan oplopen tot 25 jaar. Beide zorgvastgoedfondsen kijken bij de beoordeling van vastgoed nauwlettend naar de solvabiliteit van de huurder, de visie van de zorgaanbieder op zorg en de exploitatiebegroting. Het zorgvastgoed waarin zij investeren betreft meestal nieuwbouw omdat bestaande gebouwen veelal verouderd en niet efficiënt zijn. Ter verhoging van de beleggingswaarde dient de nieuwbouw dusdanig flexibel te zijn dat het op termijn ook voor andere doeleinden gebruikt kan worden.

3.1.3 WONINGCORPORATIES

Woningcorporaties zijn op grond van het Besluit Beheer Sociale Huisvesting zogenaamde 'toegelaten instellingen' die zich ten doel stellen uitsluitend op het gebied van de volkshuisvesting werkzaam te zijn. In Nederland zijn ongeveer 455 woningcorporaties, die samen meer dan 2,4 miljoen woningen in bezit hebben en op jaarbasis meer dan € 9 miljard investeren (Aedes, 2009). Van alle woningcorporaties zijn er circa 15 die zich specifiek op 'wonen en zorg' richten en 25 die hier bovengemiddeld mee bezig zijn. De meeste woningcorporaties werken lokaal of regionaal, vaak vanuit een oorspronkelijke rol als gemeentelijk woningbedrijf. Met het wegvallen van wettelijke

> Woningcorporaties stellen zich ten doel **betaalbare** woonruimte te realiseren, **beheren** en **verhuren**

beperkingen om ook buiten de eigen regio te werken, is een toenemend aantal partijen ook buiten de oorspronkelijke regio en/of landelijk actief. Landelijk werkzame woningcorporaties zijn bijvoorbeeld Habion, Woonzorg Nederland en Vestia. Woningcorporaties stellen zich ten doel betaalbare woonruimte te realiseren, beheren en verhuren. Net als een belegger wil een woningcorporatie een 'toekomstige geldelijke stroom' realiseren uit de exploitatie van woningen, maar met het verschil dat een corporatie geen winstoogmerk heeft en het vastgoed veelal langer exploiteert dan beleggers.[5]

---

5   Woningcorporaties mogen ook commerciële activiteiten uitvoeren, maar deze moeten zijn afgescheiden van de sociale activiteiten.

Daar waar projectontwikkelaars en beleggers zich vooral richten op het ontwikkelen en verkopen respectievelijk het kopen, beheren, exploiteren en verkopen van vastgoed, richten woningcorporaties zich veelal op de gehele levenscyclus van een vastgoedobject. De corporatie is actief in zowel de ontwikkel- als de beheerfase, zoals weergegeven in figuur 3.3.

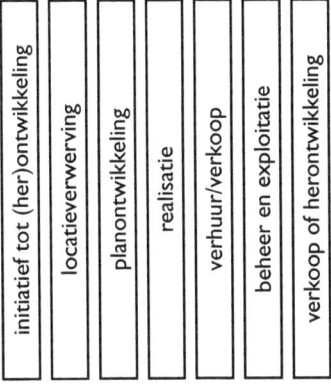

Figuur 3.3 Fasen waarin woningcorporaties actief zijn

3.1.4 COMBINATIEVORMEN

Naast 'zuivere' varianten van ontwikkelaars, beleggers en woningcorporaties, zijn er ook combinatievormen. Beleggers zijn steeds meer als projectontwikkelaar actief, de ontwikkelende belegger, zodat zij meer invloed hebben op de kwaliteit van het vastgoed en de samenstelling van de portefeuille. Daarnaast bestaat de variant van de bouwende projectontwikkelaar: de bouwonderneming die streeft naar twee winstmomenten, namelijk de bouwwinst en de ontwikkelwinst. Veelal is de bouwende projectontwikkelaar minder kapitaalkrachtig en is bouwen zijn drijfveer. Ook woningcorporaties hebben eigen projectontwikkelingsmaatschappijen opgericht die in meer of mindere mate verbonden zijn aan de moedermaatschappij om koopwoningen te ontwikkelen ter verevening van een onrendabele investering in de sociale woningbouw.

	institutionele belegger	projectontwikkelaar	woningcorporatie
primaire doelstelling	beheren van financieel vermogen voor haar deelnemers, om in de toekomst uitkeringen te kunnen verrichten	ontwikkelen en met winst verkopen van vastgoed	ontwikkelen, beheren en verhuren van betaalbare woonruimte
doel vastgoed	geldelijke winsten creëren op korte en middellange termijn uit de exploitatie en verkoop van vastgoed	geldelijke winsten creëren, op de korte termijn uit de ontwikkeling en verkoop van vastgoed	bieden van een goede woonruimte en leefomgeving voor haar doelgroepen
termijn vastgoedbezit	10 à 15 jaar	beperkt	> 30 jaar
winstoogmerk	lange termijn	korte en middellange termijn	geen
meest voorkomende geografische oriëntatie	provinciaal landelijk	regionaal provinciaal landelijk	regionaal provinciaal
typische woningsegmenten	midden en hoog	midden en hoog	laag en midden (sociale woningbouw)

Tabel 3.1 Overzicht typering vastgoedpartijen

3.2 Karakter van woningcorporaties

In dit deel gaan we dieper in op de rol en betekenis van woningcorporaties. We doen dit door stil te staan bij hun doelstellingen, spelbepalers, spelregels en specifieke ontwikkelingen.

3.2.1 DOELSTELLINGEN

Woningcorporaties hebben maatschappelijke doelstellingen en kennen een langetermijnperspectief. De officiële taken van de woningcorporatie zijn vastgelegd in het Besluit Beheer Sociale Huursector (BBSH) en richten zich op zes prestatievelden:

1. het passend huisvesten van lagere inkomensgroepen en doelgroepen van beleid;
2. het waarborgen van kwaliteit van woningen;
3. bewonersparticipatie bij beleid en beheer;
4. financiële continuïteit;
5. leefbaarheid;
6. wonen en zorg.

> **MISSIES VAN WONINGCORPORATIES**
>
> 'Elan Wonen is een woningcorporatie die voor bewoners ruimte schept om zorgeloos te wonen. We zorgen in de meest letterlijke zin voor woonruimte. Maar wonen is geen kwestie van stenen en vierkante meters alleen. We willen ruimte scheppen voor een goede woonbeleving. Complexen met onvoldoende kwaliteit worden verbeterd of vervangen. (…) Wanneer oudere bewoners beperkingen krijgen, ondersteunen wij ze – als ze dat willen – bij het zelfstandig blijven wonen.' (Uit de missie van woningcorporatie Elan Wonen in Zuid-Kennemerland.)
>
> 'Wij maken goed wonen bereikbaar en beschikbaar voor iedereen, met voorrang voor mensen die vanwege inkomen, gezondheid of maatschappelijke positie minder keuzemogelijkheden op de woningmarkt hebben.'
> (Uit de missie van woningcorporatie WoonFriesland in Friesland.)
>
> 'Met passie werken aan kwaliteit voor iedereen, in een stad om van te houden.' (Uit de missie van woningcorporatie Stadgenoot in Amsterdam.)

3.2.2 SPELBEPALERS

Op het speelveld van woningcorporaties zijn 'spelbepalers' van belang. Het gaat om organisaties die direct of indirect een grote invloed hebben op de mogelijkheden van woningcorporaties.

Centraal Fonds Volkshuisvesting (CFV)
Het Centraal Fonds Volkshuisvesting, ingesteld door het ministerie van VROM, is de financieel toezichthouder voor de woningcorporatiesector. Jaarlijks beoordeelt het fonds de

financiële positie van individuele corporaties en wordt gerapporteerd over de sector als geheel. Er zijn plannen het CFV uit te bouwen tot een nieuwe autoriteit die verantwoordelijk wordt voor het totale overheidstoezicht op corporaties.

Op lokaal niveau bestaan veel **cliëntorganisaties** die **invloed** uitoefenen op het **woningbouwbeleid**

Waarborgfonds Sociale Woningbouw (WSW)
Het WSW geeft garanties aan financiers die woningcorporaties leningen verstrekken voor sociale woningbouw en maatschappelijk vastgoed. Dankzij deze garanties kunnen corporaties geld lenen tegen gunstige voorwaarden. Die voorwaarden zijn vaak gunstiger dan voor andere vastgoedpartijen, waardoor zij geacht worden hun maatschappelijke taak beter te kunnen waarmaken.

Gemeenten
Woningcorporaties worden door gemeenten aangesproken voor het maken van zogenaamde 'prestatieafspraken'. Vanuit een gezamenlijke verantwoordelijkheid en afhankelijkheid, geven gemeenten en woningcorporaties hiermee invulling aan het lokale woonbeleid. De prestatieafspraken bevatten periodieke afspraken over de kwalitatieve en kwantitatieve huisvestingsprestaties op lokaal niveau.

Financiële instellingen
Banken, beleggers en andere financiële instellingen zijn voor woningcorporaties van groot belang. De vastgoedwereld is immers 'kapitaalintensief'.

Cliëntorganisaties
Op lokaal niveau bestaan veel organisaties die, in wisselende activiteit, invloed uitoefenen op het woningbouwbeleid. Denk hierbij aan ouderenbonden, een gemeentelijke seniorenraad en de eigen huurdersraad.

3.2.3 SPELREGELS
Woningcorporaties zijn sterk gereguleerd. Dit vindt zijn oorsprong in het publieke belang dat gehecht wordt aan goede en betaalbare huisvesting voor de inwoners van ons land. Hier staan we stil bij de belangrijkste spelregels.

Woningwet
De Woningwet is in 1901 aangenomen en bevat de rechten en plichten van de verschillende bij de volkshuisvesting betrokken partijen, zoals het rijk, de gemeenten en woningcorporaties. Ook biedt de Woningwet het kader voor het inhoudelijke beleid van de rijksoverheid. De Woningwet geeft aan dat 'verenigingen met volle rechtsbevoegdheid en stichtingen, die zich ten doel stellen uitsluitend op het gebied van de volkshuisvesting werkzaam te zijn en niet beogen uitkeringen te doen anders dan in het belang van de volkshuisvesting kunnen worden toegelaten'. Een andere naam voor woningcorporatie is dan ook 'toegelaten instelling'. Een toegelaten instelling dient volgens de Woningwet bij voorrang personen te huisvesten die door hun inkomen of door andere omstandigheden moeilijkheden ondervinden bij het vinden van passende huisvesting. In de Woningwet staat dat woningcorporaties onder toezicht staan van de minister van Volkshuisvesting. Hieruit volgt een duidelijke rol voor het Ministerie van Volkshuisvesting, Ruimtelijke Ordening en Milieu (VROM).

Besluit Beheer Sociale Huursector (BBSH)
Het BBSH bevat nadere regels waaraan woningcorporaties zich moeten houden. Volgens het besluit dienen hun werkzaamheden op het terrein van de volkshuisvesting te liggen op de eer-

der genoemde zes prestatievelden. In de praktijk betekent dit dat nevenactiviteiten door woningcorporaties vaak beperkt zijn. Zo is het voor hen niet mogelijk om in makelaardij actief te zijn of om rechtstreeks horeca te exploiteren.

De Wet ruimtelijke ordening (Wro)
Deze wet gaat over het maken van ruimtelijke plannen, die bepalen hoe ons land er nu en in de toekomst uitziet. De wet bepaalt onder andere de verhoudingen tussen het rijk, provincies en gemeenten en hun (proactieve) werkwijze, inclusief de handhaving. Onderdeel van de Wro is de Grondexploitatiewet, die voorschrijft op welke manier de gemeente de kosten die samengaan met de realisatie van een bestemmingsplan, moet verhalen op grondeigenaren. Met het bijbehorende exploitatieplan kan de gemeente tevens eisen stellen aan onder andere de fasering van de ontwikkeling, de kwaliteit van het openbaar gebied en woningbouwcategorieën.

De **mogelijkheden** tot **nevenactiviteiten** door woningcorporaties zijn **beperkt**

Huurtoeslagen
In ons land kennen we het systeem van 'huurtoeslag', dat ervoor moet zorgen dat ook mensen met minder hoge inkomens goed kunnen wonen. Daarbij zijn grenzen gesteld aan de kwaliteit van de woning, en daarmee de huurprijs, die maximaal in aanmerking komt voor overheidssubsidiëring. Dit betekent dat een vastgoedonderneming die voor mensen met lagere inkomens woningen bouwt, begrensd wordt in de investeringskosten, zonder daarbij 'verlies' te lijden. Samen met hoge eisen

en wensen en hoge bouw- en grondkosten betekent dit dat het steeds moeilijker is voor vastgoedpartijen om voor deze doelgroepen te bouwen.

Huurprijzen

Ook de verhoging van huren is in ons land gereguleerd. Dit geldt alleen voor zelfstandige woningen die niet in de duurdere prijscategorieën vallen. Voor deze woningen stelt het ministerie van VROM jaarlijks de maximale huurverhogingen vast.

Overige regelgeving

Er zijn nog veel meer specifieke wetten en regels voor de vastgoedsector. Denk bijvoorbeeld aan welstandseisen, besluiten rond bouwveiligheid, bouwstoffen, vergunningen, bodemkwaliteit en overleg tussen de verhuurder en huurder.

3.2.4 ONTWIKKELINGEN BIJ WONINGCORPORATIES

Hier lichten we de ontwikkelingen toe die een directe relatie met 'wonen en zorg' hebben.

Nieuwe rol voor woningcorporaties

De afgelopen jaren is de positie van woningcorporaties sterk veranderd. Van in de anonimiteit opererende organisaties zijn corporaties volop in de schijnwerpers komen te staan. Er wordt scherp gekeken naar de maatschappelijke prestaties van de corporaties die worden gezien als de drijvende kracht achter wijkvernieuwing. De maatschappelijke en financiële druk is hoog, zoals ook blijkt uit de verplichting om te investeren in wonen en zorg en de hernieuwde aandacht voor 'wijkgericht werken', inclusief de wens om meer en beter met andere partijen samen te werken. Er gelden echter geen bindende meetbare wettelijke verplichtingen over omvang en resultaat van woonzorginvesteringen. Ook is niet bekend wat de omvang en de ontwikkeling is van de totale investeringen van woningcorporaties in 'wonen en zorg'.

DE MAATSCHAPPELIJKE ROL VAN WONINGCORPORATIES: VAN WIJKEN TOT WERKEN

De rol van woningcorporaties wordt steeds breder. Stedelijke problemen zoals criminaliteit, integratie, sociale overlast en onderwijsproblematiek vragen om een integrale benadering waarbij sociale, economische en fysieke strategieën tegelijk op moeten gaan. Naast fysieke aanpassingen is vooral aandacht nodig voor de bewoners van de betreffende wijk of buurt. Deze constatering bereikt een landelijk hoogtepunt bij de kabinetsplannen van Balkenende IV om veertig wijken, verspreid over Nederland, te veranderen in gebieden waar mensen kansen hebben en waar het prettig wonen is. Met alle kritiek die mogelijk is op deze plannen, is deze aanpak in elk geval een krachtige impuls voor wijkgericht werken door corporaties en andere partijen. Dit komt niet alleen de bewoners ten goede, maar ook de waarde van het vastgoed.

Een exponent van het verbeteren van de leefbaarheid was de aanschaf van het voormalige cruiseschip SS Rotterdam in 2005 door woningcorporatie Woonbron in Rotterdam. Woonbron haalde het schip de wijk Katendrecht in, om daar dienst te doen als opleidingsinstituut, museum, hotel, theater en conferentieoord en om woonruimte te bieden aan mensen met een tijdelijke huisvestingsbehoefte. Het initiatief moest aan de vraag beantwoorden naar werkgelegenheid, een stimulerende werkomgeving en meer bedrijvigheid in de wijk. Het project raakte in 2008 in opspraak doordat de financiële continuïteit van Woonbron in het gedrang kwam. Wat zijn de grenzen van de rol en taak van woningcorporaties?

De rol van **'Europa'** wordt steeds **belangrijker** voor **woningcorporaties**

Beperking financiële vrijheid en mogelijkheden woningcorporaties
Als kapitaalintensieve organisaties beschikken woningcorporaties over het algemeen over sterke vermogensposities. Bij veel partijen bestaat het beeld dat corporaties omvangrijke vermogens bezitten die niet aangewend worden. Dit zorgt ervoor dat overheid en politiek geleidelijk steeds meer taken bij woningcorporaties neerleggen, inclusief woonzorgtaken. Ook worden meer mogelijkheden gezocht en benut om de financiële positie van woningcorporaties te kunnen inzetten. Zo zijn woningcorporaties geconfronteerd met een verplichte 'Vogelaar-heffing' en de introductie van vennootschapsbelasting. Bovendien zijn plannen in ontwikkeling om gemeenten meer bevoegdheden te geven en het toezicht op woningcorporaties te verbeteren. De Europese Commissie tracht invloed uit te oefenen op de kaders en regels van het Nederlandse volkshuisvestingsbeleid en daarmee wordt de rol van 'Europa' steeds belangrijker voor woningcorporaties. Per saldo leiden deze maatregelen, in combinatie met de kredietcrisis, tot minder vrijheid voor en minder investeringsmogelijkheden door corporaties. Aan de andere kant kan het hen ook stimuleren de financiële middelen zo voortvarend en goed mogelijk in te zetten, bijvoorbeeld voor woonzorgvastgoed.

Kredietcrisis
De economische crisis die vanaf 2008 is ontstaan, is van groot belang voor vastgoedpartijen. De huizenprijzen dalen, er wordt minder verkocht en er ontstaat een 'kopersmarkt'. Vanwege het gedaalde vertrouwen, blijven projecten stilliggen. De ogen zijn sterker gericht op woningcorporaties, terwijl het ook voor hen moeilijker is om voldoende middelen te verwerven op de kapitaalmarkt.

> **ANDERE ACTUELE ONTWIKKELINGEN BIJ WONING-
> CORPORATIES ZIJN:**
> - aandacht voor toezicht en governance;
> - risicomanagement;
> - stakeholdermanagement;
> - talentmanagement;
> - aandacht voor rol, identiteit en klantgerichtheid;
> - duurzaamheid;
> - investeringen in maatschappelijk vastgoed.

3.3 De financiële huishouding van vastgoedpartijen

Tot nu toe laat dit hoofdstuk de soorten vastgoedpartijen zien, hun karakter en relevante regels, spelbepalers en ontwikkelingen. Nu is het tijd om stil te staan bij 'geld': want dat is ook bij de realisatie van woonzorgprojecten vaak van het grootste belang. In deze paragraaf bieden we eerst algemeen inzicht in de financiële huishouding van vastgoedpartijen en daarna gaan we nader in op de financiën op projectniveau, inclusief praktijk- en rekenvoorbeelden. Met deze informatie kunt u beter begrijpen vanuit welk financieel perspectief vastgoedpartijen hun inzet realiseren. Wij beseffen dat de inhoud van deze paragraaf relatief 'diep' gaat. Het is echter wél een belangrijk onderdeel om vastgoedpartijen beter te begrijpen.

3.3.1 OPBRENGSTEN EN KOSTEN

Elke onderneming heeft opbrengsten en kosten. De opbrengsten van vastgoedpartijen zijn primair afkomstig van het verhuren, het verkopen van en het beleggen in vastgoed. Voor woningcorporaties gaat het primair om huurinkomsten, voor ontwikkelaars zijn de verkoopopbrengsten direct na ontwikkeling het meest relevant en voor beleggers verdienmogelijkheden uit huur en verkoop. Daarnaast leiden eventuele financiële reserves ook tot inkomsten uit spaar- en beleggingsproducten.

De kosten van vastgoedpartijen bestaan primair uit:
- kapitaallasten: de uitgaven die ze doen om leningen af te lossen en rente op diezelfde leningen te voldoen;
- kosten voor het onderhoud van het vastgoed dat ze in bezit hebben;
- kosten voor de eigen organisatie (administratieve, beheer- en ontwikkelkosten);
- onrendabele investeringen (alleen van toepassing voor woningcorporaties, zie ook de toelichting 'onrendabele top' in het kader in paragraaf 3.4.8);
- vennootschapsbelasting.

OPBRENGSTEN EN KOSTEN WONINGCORPORATIES

In figuur 3.4 staat een overzicht van de winst- en verliesrekening van alle woningcorporaties in Nederland van het jaar 2007. Hier zien we dat de belangrijkste elementen zijn:
- de huurinkomsten;
- de onderhoudsuitgaven;
- bedrijfslasten;
- rente;
- waardeverandering;
- verkoop van woningen.

De vennootschapsbelasting staat nog niet vermeld, omdat deze pas vanaf 2008 integraal op woningcorporaties van toepassing is.

bedrijfsopbrengsten		
huren	€	12.015
verkoop woningen	€	1.586
resultaat projecten	€	126
overige bedrijfsopbrengsten	€	358
totaal bedrijfsopbrengsten	**€**	**14.085**

bedrijfslasten		
personeelskosten	€	1.592-
onderhoudslasten	€	3.161-
overige bedrijfslasten	€	2.884-
totaal bedrijfslasten	**€**	**7.637-**

resultaat uit exploitatie	€	6.448

overige baten en lasten		
rente	€	2.763-
veranderingen in de waarde van het onroerend goed	€	3.006-
onrendabele investeringen	€	686-
overigen	€	149
totaal aan baten en lasten	**€**	**6.306-**

jaarresultaat	**€**	**142**

Figuur 3.4 De winst- en verliesrekening van woningcorporaties (x €1 miljoen) (bron: eigen bewerking: CFV, 2008).

3.3.2 BIJZONDERHEDEN ROND DE FINANCIËN VAN VASTGOED-PARTIJEN

Bij de opbrengsten en kosten zijn voor vastgoedpartijen een paar specifieke onderwerpen van groot belang: de solvabiliteit, de liquiditeit en de waardering van het vastgoed.

Vastgoedpartijen moeten hun solvabiliteit op orde hebben. De solvabiliteit geeft aan in hoeverre een organisatie in staat is aan de financiële verplichtingen te voldoen. Die verplichtingen zijn groot bij vastgoedpartijen, omdat de realisatie van vastgoed met omvangrijke investeringen gepaard gaat. Woningcorporaties hanteren hiervoor gemiddeld een solvabiliteitspercentage van minimaal 15%. In de praktijk ligt dit percentage veelal hoger. Gemiddeld was de solvabiliteit voor grote corporaties in 2007 26,8%; bij kleinere corporaties was deze hoger.[6] Een goede solvabiliteit maakt het mogelijk om voldoende geld aan te trekken tegen de juiste condities, waarmee de vastgoedinvestering mogelijk wordt. Een belegger gebruikt het beheerde vermogen, terwijl een ontwikkelaar en woningcorporatie hiervoor leningen afsluiten.

De liquiditeit van vastgoedpartijen is van belang. Er moeten immers voldoende liquide middelen zijn om investeringen te kunnen plegen. Indien vastgoedpartijen hun vastgoed onvoldoende kunnen verkopen, komt de liquiditeit in het geding en daarmee de mogelijkheid tot het doen van nieuwe investeringen.

> Indien vastgoedpartijen hun vastgoed **onvoldoende** kunnen **verkopen**, komt de **liquiditeit** in het **geding** en daarmee de mogelijkheid tot het doen van **nieuwe investeringen**

---

6   Zie hiervoor tabel 4.9 in Sectorbeeld Realisaties 2007, Centraal Fonds Volkshuisvesting (2008).

Vanwege het belang van vastgoed op de balans van vastgoedpartijen, is de waardering hiervan evenzo belangrijk. Er zijn verschillende manieren om het vastgoed te waarderen die vaak aanzienlijk verschillende 'waarden' opleveren. Zie ook het kader.

WAARDE VAN VASTGOED

In de vastgoedsector speelt de 'waardering' van vastgoed een grote rol. Voor die waardering bestaat echter niet één definitie. Afhankelijk van het doel, zoals waardebepaling voor investeringsbeslissingen, financiering of verslaglegging geldt een ander waardebegrip. Veelvoorkomende waardebegrippen zijn: fiscale waarde, bedrijfswaarde, beleidswaarde en marktwaarde, die we hier toelichten (Thomassen, 2009):

- De *fiscale waarde* betreft de waarde die uitgaat van de historische kostprijs, waarop vervolgens wordt afgeschreven. De aanschafwaarde verminderd met afschrijvingen wordt ook wel boekwaarde genoemd. Woningcorporaties schrijven het vastgoed af in 50 jaar, conform de WSW-rekenregels. Beleggers mogen hun vastgoed in de boeken niet verder afschrijven dan de actuele waarde, waarvoor veelal de WOZ-waarde wordt gehanteerd.[7] Voor gebouwen in eigen gebruik wordt de bodemwaarde gesteld op 50% van de WOZ-waarde.
- De *bedrijfswaarde*, die gebruikt wordt voor externe verantwoording, gaat uit van een doorrekening van de contante waarde van de kasstromen op basis van voorgeschreven bedrijfswaardeparameters. Voor corporaties zijn parameters, zoals onderhoudskosten, disconteringspercentage en de exploitatieperiode van 50 jaar met een restwaarde nul, door het WSW voorgeschreven.
- De *beleidswaarde* is eveneens gebaseerd op de netto contante waarde van de kasstromen, maar dan op basis van werkelijk voorgenomen exploitatiebeleid met een marktconforme restwaarde. De beleidswaarde laat zien wat het beleid van de eigenaar aan waarde oplevert op basis van de interne beleidsparameters. Het gaat hier dan ook over een indirecte opbrengstwaarde. De beleidswaarde wordt gehanteerd voor interne sturing en interne verantwoording.

---

7 Conform een uitspraak van de Hoge Raad op 10 augustus 2007.

> - De *marktwaarde* is het geschatte bedrag dat verkregen zou kunnen worden door verkoop van het vastgoed, al dan niet in verhuurde staat. De marktwaarde wordt ook wel de directe opbrengstwaarde genoemd, omdat het de opbrengst betreft die het vastgoed bij rechtstreekse verkoop oplevert.
>
> Het is belangrijk om in communicatie over vastgoedwaarde aan te geven over welke waarde wordt gesproken, omdat de hoogte van deze waarden verschilt.

3.3.3 VERANTWOORDING OVER FINANCIËLE INVESTERINGEN

Aard en omvang van investeringen en eventuele 'onrendabele bijdragen' voor woonzorgprojecten door vastgoedpartijen hangen sterk samen met de financiële beleidskeuzes van de betreffende vastgoedorganisatie, zoals:

- Welke solvabiliteit streeft de vastgoedorganisatie nu en voor de toekomst na?
- Welke waardeontwikkeling van het vastgoed vindt plaats en wordt voorzien?
- Welke waarderingssystematiek is van toepassing?
- Welke eisen stelt een vastgoedpartij aan het directe en/of indirecte rendement?
- Welk financieel meerjarenbeleid wordt gevoerd?
- Welke inschattingen worden gemaakt – los van formele verantwoordingsvereisten – rond de financiële ontwikkeling van de organisatie?

De conclusie: vastgoedpartijen nemen op strategisch niveau vaak besluiten over bovenstaande elementen en de gehele portefeuille, gericht op de lange termijn. Daardoor zijn de voor hen geldende uitgangspunten op projectniveau voor externen niet altijd eenvoudig te verantwoorden.

3.4 Financiën van woonzorgvastgoedobjecten

In de vorige paragraaf gaven we inzicht in de financiële huishouding van vastgoedpartijen. Nu kijken we naar het niveau van één vastgoedobject. Daarbij concentreren wij ons op situaties van verhuur van woonzorgvastgoed, omdat het daarbij over een langdurige verbintenis en samenwerking gaat. Het centrale financiële element bij verhuursituaties is de huurprijs: dit is de inkomstenbron van de vastgoedpartij voor zijn investering. Daarom laten we hier eerst zien op grond waarvan een vastgoedpartij überhaupt beslist om tot een vastgoedinvestering over te gaan. Daarna leggen we uit hoe de huurprijs tot stand komt.

3.4.1 BEOORDELING VAN INVESTERINGEN

In deze paragraaf staan we stil bij de wijze waarop vastgoedpartijen beslissingen nemen over hun investeringen in vastgoed. Waarom investeren ze juist wél of juist niet in projecten? Een vastgoedpartij zal de vastgoedontwikkeling beoordelen als een beleggingsobject dat inkomsten en uitgaven oplevert en dat uiteindelijk leidt tot een al dan niet gewenst rendement. De hoogte van het gewenste en verwachte rendement is uiteindelijk bepalend voor de investeringsbeslissing. Voor het bepalen van het rendement zijn diverse methodieken toepasbaar. We bespreken twee gangbare methoden: de aanvangsrendementmethode en de nettocontantewaardemethode.

De **hoogte** van het gewenste en verwachte rendement is uiteindelijk **bepalend** voor de **investeringsbeslissing**

Aanvangsrendementmethode

De methode van het aanvangsrendement berekent het rendement in het eerste jaar door de totale huur in het eerste jaar te delen door de kosten van de initiële investering. Een vastgoedpartij kan de hoogte van dit aanvangsrendementspercentage gebruiken bij de investeringsbeslissing. Juist vanwege zijn kortetermijnperspectief wordt deze methodiek vooral door projectontwikkelaars gehanteerd. Er zijn twee varianten om het aanvangsrendement te berekenen. Namelijk het bruto aanvangsrendement (BAR), waarbij wordt gerekend met de bruto jaarhuur in het aanvangsjaar bij volledige verhuur tegen marktprijzen. Het netto aanvangsrendement (NAR) rekent met de bruto jaarhuur waarop alle niet-verrekenbare eigenaarslasten in mindering zijn gebracht, zoals structurele leegstand, instandhoudingsonderhoud, opstalverzekering, beheer, OZB-belasting (eigenaarsdeel), waterschapsbelasting, riool- en zuiveringsheffing. Daarmee geeft de NAR een betere weergave van het werkelijke rendement van een vastgoedobject dan de BAR. Maar doordat niet eenduidig is vastgelegd met welke niet-verrekenbare eigenaarslasten dient te worden gerekend, zijn de verschillende netto aanvangsrendementen zelden goed met elkaar te vergelijken. Het voordeel van de aanvangsrendementmethode is de relatieve eenvoud van de berekening. Ook biedt met name de BAR goede vergelijkingsmogelijkheden, omdat van veel courante projecten de BAR bekend is. Een nadeel van de toepassing van aanvangsrendementen is dat de berekening slechts een momentopname is en veel specifieke aannames niet bekend zijn. Hoewel de methode in de vastgoedwereld veel gebruikt wordt voor gewone woningbouw, is de methode weinig gangbaar bij specifiek woonzorgvastgoed.

Nettocontantewaardemethode

De methode van de netto contante waarde (NCW) berekent niet de hoogte van het rendement bij aanvang, maar het rendement over een langere periode van bijvoorbeeld 10 of 20 jaar. Alle toekomstige inkomsten en uitgaven over de 'beschouwingsperiode', inclusief de eindwaarde, worden hierin meegenomen en teruggerekend naar de huidige waarde. Deze methodiek is gebaseerd op de aanname dat geld een tijdswaarde heeft en rendement op kan leveren. Oftewel geld van vandaag is meer waard dan geld van morgen. Door alle toekomstige inkomsten en uitgaven terug te rekenen naar de huidige waarde, kunnen de effecten van die verschillende kasstromen op verschillende momenten met elkaar vergeleken worden. De netto contante waarde van de inkomsten moet hoger zijn dan de netto contante waarde van de uitgaven.

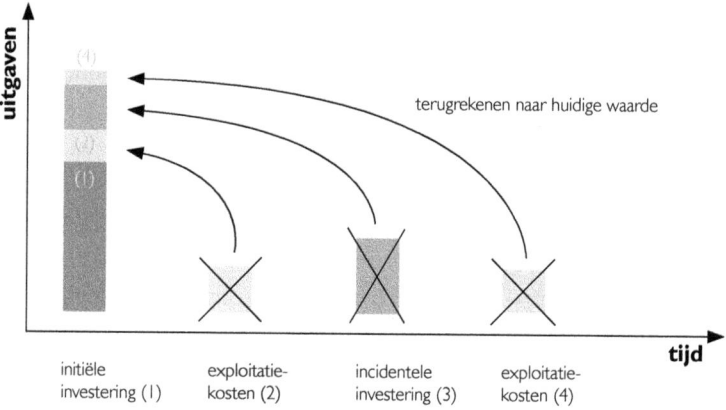

Figuur 3.5 Het terugrekenen naar de huidige waarde, de netto contante waarde (NCW)

De lange beschouwingsperiode van de NCW-methode vraagt om een visie om de toekomstige inkomsten en uitgaven van het vastgoedobject te kunnen bepalen. Deze toekomstige inkomsten en uitgaven zijn veelal lastig te bepalen, waardoor met verschillende scenario's gewerkt moet worden. Bovendien maakt het gebruik van vele parameters deze berekeningsmethode relatief complex. Het voordeel van deze methode is het ontstaan van een genuanceerd inzicht in de impact van de verschillende beïnvloedende aspecten op het rendement. Door de toepassing van de vele parameters zijn slechts weinig verborgen aannames mogelijk. Groot voordeel van deze methodiek is ook de toepasbaarheid op incourant vastgoed. Deze karakteristieken maakt de NCW-methode geschikt voor de beoordeling van investeringen in woonzorgvastgoed.

De investeringsbeslissing

Een vastgoedpartij zal investeren als hij verwacht een gewenst rendement te halen door een gunstige verhouding tussen uitgaven en inkomsten. Bij de aanvangsrendementmethode is een investeringsbesluit afhankelijk van de hoogte van dit rendement in vergelijking tot het marktgemiddelde: verwacht de vastgoedpartij een gelijk of hoger rendement te realiseren dan in de markt gebruikelijk met het vastgoedobject, dan zal hij genegen zijn hierin te investeren. Bij de nettocontantewaardemethode zal een vastgoedpartij investeren indien het mogelijk is om het door hem minimaal gewenst rendement in de huurprijs te verrekenen.

3.4.2 BEREKENING HUURPRIJS

Hierboven zagen we dat het voor een vastgoedpartij belangrijk is om de huurprijs te kennen, voordat hij overgaat tot het nemen van een investeringsbeslissing. De huurprijs is ook van belang voor zorgaanbieders, omdat zij de huurprijs moeten bekostigen uit de vergoeding die zij ontvangen voor hun dienstverlening. Daarom laten we in dit deel zien hoe de huurprijs berekend wordt.

Voor de berekening van de hoogte van de huur kan de NCW-methode worden toegepast, waarbij de volgende vijf elementen van invloed zijn op de huurberekening:
1. de investeringskosten;
2. de exploitatiekosten;
3. de restwaarde;
4. de exploitatieperiode;
5. de disconteringsvoet.

In een formule ziet de huurprijsberekening er als volgt uit:

$$NCW_{huurinkomsten} = NCW_{investeringskosten} + NCW_{exploitatiekosten} - NCW_{restwaarde}$$

Voor niet-commerciële zorgaanbieders is de huurprijs hoger dan voor commerciële zorgaanbieders, als gevolg van btw-verrekening door de vastgoedpartij. In paragraaf 3.4.8 gaan we dieper in op de btw-verrekening.

Hierna zullen wij alle elementen toelichten en besluiten we met een praktijkvoorbeeld.

3.4.3 INVESTERINGSKOSTEN

Elk vastgoedproject in 'wonen en zorg' kent twee soorten investeringen: de initiële investeringen en incidentele investeringen:

- Initiële investeringskosten zijn alle uitgaven die gemaakt worden om het woonzorgvastgoed bij aanvang te realiseren;
- Incidentele investeringskosten zijn uitgaven die incidenteel, eens in de 10 à 20 jaar, gedaan worden tijdens de levensduur van het vastgoedobject om het tussentijds te moderniseren of van functie te veranderen, bijvoorbeeld voor nieuwe typen gebruikersgroepen of veranderde maatschappelijke eisen die aan het gebouw worden gesteld.

Opbouw investeringskosten

Investeringskosten voor woonzorgvastgoed bestaan uit grondkosten, bouwkosten en bijkomende kosten.

De *grondkosten* zijn de kosten voor de verwerving, infrastructurele voorzieningen en het bouwrijp maken van de grond. De verwervingskosten omvatten, voor zover van toepassing, de aankoopsom, kosten voor de notaris, makelaars en taxateurs, kosten voor het kadaster, vergoedingen en schadeloosstellingen aan derden en de verschuldigde belastingen voor zover deze betrekking hebben op het verwerven van de grond. Tevens omvat het tot aan de datum van oplevering de verschuldigde belastingen van het terrein en de gebouwen, zoals overdrachtsrechten, onroerendgoedbelasting, rioolbelasting. De kosten voor infrastructurele voorzieningen betreffen de kosten die gemaakt worden voor voorzieningen buiten het terrein, zoals een bijdrage aan de kosten voor openbare voorzieningen en de algemene plankosten van de gemeente. De kosten voor het bouwrijp maken gaan over het geschikt maken van het terrein zelf: uitgaven voor bijvoorbeeld de sloop van gebouwen, de grondwerkzaamheden en het verwijderen of verleggen van kabels en leidingen en de kosten voor de ontsluiting van het terrein voor bouwverkeer. De gemiddelde grondprijzen variëren sterk in Nederland. Ter indicatie: voor woningbouw varieerden deze in 2008 van € 162/m^2 in Friesland tot € 615/m^2 grondoppervlakte in Zuid-Holland (ABF Research, 2009).

De *bouwkosten* zijn alle kosten die gemaakt worden voor de realisatie van het gebouw en terrein. De kosten voor het gebouw bestaan uit bouwkundige, werktuigbouwkundige, elektrotechnische voorzieningen en vaste voorzieningen. De kosten voor voorzieningen op het terrein betreffen onder andere het aanleggen van ondergrondse leidingen (riolering, gas, water en elektra) en terreininrichting zoals verharding, beplanting en afscheidingen. Ter indicatie: de gemiddelde bouwkosten voor een huurwoning bedroegen in 2008 € 99.000, variërend van € 71.000 in Groningen tot € 106.000 in Zuid-Holland. De gemiddelde bouwkosten voor een koopwoning bedroegen in 2008 € 147.000, variërend van € 124.000 in Flevoland tot € 164.000 in Zeeland (ABF Research, 2009).

De *bijkomende kosten* bestaan uit de voorbereidings- en begeleidingskosten (circa 15% van de bouwkosten), heffingen, verzekeringen, interimvoorzieningen, verhuisbewegingen, PR-activiteiten, rentekosten en loon- en prijsstijgingen tijdens de bouw en onvoorziene uitgaven. Deze totale bijkomende kosten bedragen circa 20 tot 30% van de bouwkosten. In figuur 3.6 vindt u een voorbeeld.

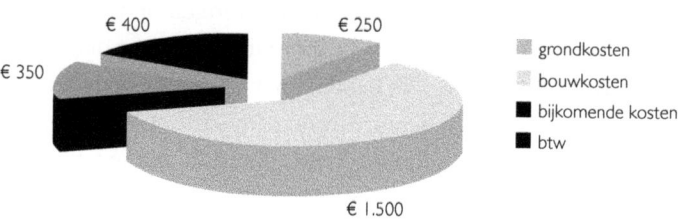

Figuur 3.6 Voorbeeldopbouw investeringskosten in € per m² bruto vloeroppervlakte, exclusief eventuele opslag voor winst en risico

Afhankelijk van de vastgoedpartij kan op de investeringskosten een opslag worden berekend voor winst en risico. De hoogte van deze opslag is afhankelijk van het risicoprofiel van het vastgoedobject en heeft betrekking op verhuur- en verkoopbaarheid en leegstandpercentage bij aanvang. Hoe groter de onzekerheid van deze factoren, des te hoger de opslag voor winst en risico. Als een vastgoedpartij woonzorgvastgoed ontwikkelt voor een zorgaanbieder, waarbij partijen al een overeenkomst hebben gesloten, is op voorhand duidelijk dat er een huurder is en is daarmee het risico van afname nihil. De opslag zal daarmee in overeenstemming gebracht moeten worden.

HOE HOOG IS DE GRONDPRIJS?

De meeste grond voor woningbouw wordt in Nederland 'uitgegeven' door gemeenten. Zij rekenen daarbij een grondprijs, maar de vraag is: welke prijs moeten ze daarvoor rekenen?

Veel gemeenten hanteren een Nota Grondprijzen of een Nota Grondbeleid. Hierin staan richtlijnen vermeld hoe de betreffende gemeente de grondwaarde bepaalt; deze zijn veelal afhankelijk van het programma, de ligging, de oppervlakte en de geldende marktsituatie. In enkele gevallen hanteren gemeenten vaste kavelprijzen. Voor sociale woningbouw bijvoorbeeld wordt in veel gevallen een vaste prijs gehanteerd voor (bouwrijpe) grond van circa € 10.000 tot € 15.000 per sociale woning. In de meeste gevallen gebruikt de gemeente een of meer methoden om de grondprijs te bepalen. De residuele grondwaardemethode wordt veel toegepast. Volgens deze methode is de grondprijs gelijk aan de opbrengstwaarde van het vastgoed, verminderd met de kosten van de vastgoedontwikkeling en een redelijk winst- en risicopercentage. In andere woorden: een vastgoedpartij verwacht het vastgoed te kunnen verkopen of verhuren; deze inkomsten worden verminderd met de kosten om het vastgoed te ontwikkelen; dan blijft een bedrag over: de residuele grondwaarde of de hoogte van de grondprijs.

Residuele grondwaarde	=	Opbrengst waarde vastgoed	−	Kosten vastgoed-ontwikkeling	−	Winst- en risico-opslag

Deze 'residuele grondwaardeberekening' lijkt helder. Maar er zijn veel parameters die van invloed zijn op de vaststelling van opbrengsten en kosten. De partij die de grond verkoopt wil meestal een zo hoog mogelijke prijs voor de grond krijgen en schat daarom de kosten van de vastgoedontwikkeling zo laag mogelijk in en de opbrengsten zo hoog mogelijk. De partij die de grond wil kopen doet dat juist andersom: hij schat de kosten zo hoog en de opbrengsten zo laag mogelijk in. Uiteindelijk gaat het dus om onderhandelingen tussen verkopende en kopende partij die de uiteindelijke grondprijs bepalen.

> Daarmee is de hoogte van de grondprijs dus tóch niet zo 'eenvoudig' vooraf te bepalen. Hierbij hebben we de belasting nog buiten beschouwing gelaten. Levert de gemeente bouwrijpe grond aan de vastgoedpartij, dan zal daarover 19% btw worden berekend, terwijl bij de levering van niet-bouwrijpe grond slechts 6% overdrachtsbelasting moet worden betaald.

3.4.4 EXPLOITATIEKOSTEN

Als een pand verhuurd wordt, worden er door de eigenaar kosten tijdens de exploitatie gemaakt. Exploitatiekosten van vastgoed zijn de terugkerende kosten die voortvloeien uit het in eigendom hebben van vastgoed, het gebruiksklaar in stand houden van vastgoed en het gedeeltelijke of volledige gebruik van vastgoed. Voor de eigenaar gaat het om vaste kosten, beheer- en verhuurkosten, onderhoudskosten en overige kosten.[8] Deze exploitatielasten variëren, als percentage van de bruto huurinkomsten, van circa 20% in 2008 voor maatschappelijk vastgoed tot circa 50% voor woningbouw van woningcorporaties.[9] Voor maatschappelijk vastgoed bedraagt het eigenaarsdeel van de gebouwgebonden exploitatiekosten gemiddeld circa € 20 per m² bruto vloeroppervlakte (Aedex, 2009). Dit bedrag bestaat uit de volgende onderdelen:

- De vaste kosten zijn de terugkerende objectgebonden kosten die voor rekening zijn van de eigenaar. Bijvoorbeeld het eigenaarsdeel van de onroerendzaakbelasting, waterschapslasten, rioolrechten en precariorechten, erfpachtcanon, opstal-, brand-, storm- en Wettelijke Aansprakelijkheidverzekering. Voor maatschappelijk vastgoed bedragen de vaste kosten gemiddeld circa € 5 per m² bruto vloeroppervlakte;

---

8   Indeling op basis van Stichting ROZ Vastgoedindex en de NEN2632.
9   De kapitaallasten maken geen onderdeel uit van genoemde percentages en bedragen.

- De beheer- en verhuurkosten omvatten de kosten voor het beheer van de vastgoedobjecten en de kosten voor het verhuren van het vastgoed. Daarbij gaat het om verhuurcourtage, marketingkosten voor verhuur van het object, de huurdermutatiekosten en kosten voor de (her)inrichting van ruimtes zodat ze geschikt zijn voor verhuur. Voor maatschappelijk vastgoed bedragen de beheer- en verhuurkosten gemiddeld circa € 5 per m^2 bruto vloeroppervlakte;
- Onderhoudskosten zijn kosten die worden gemaakt om het vastgoedobject in dezelfde kwalitatieve staat te behouden gedurende de exploitatieperiode. Hiertoe behoren het eigenaarsdeel van het technisch onderhoud om het vastgoed in stand te houden. Servicekosten en de kosten voor structurele verbetering van het vastgoedobject behoren niet tot de post onderhoudskosten. De onderhoudskosten van vastgoed zijn afhankelijk van de leeftijd van het vastgoed, het huidige en gewenste onderhoudsniveau, gebouwfunctie en tot slot de vormfactoren, materialisatie en detaillering. De onderhoudskosten voor maatschappelijk vastgoed variëren van € 5 tot € 15 per m^2, met een gemiddelde van circa € 10 per m^2 bruto vloeroppervlakte.

SERVICEKOSTEN

De servicekosten zijn de kosten die de verhuurder op grond van de huurovereenkomst boven op de kale huurprijs in rekening brengt aan de huurder. Afhankelijk van de huurconstructie kunnen de volgende kosten onder de servicekosten worden ondergebracht: energiekosten, kosten van zaken die het mogelijk maken gemeenschappelijke vertrekken en groenvoorzieningen te gebruiken en kosten van schoonmaak- en kleine herstelwerkzaamheden die voor rekening van de huurder komen. Over deze kosten worden veelal administratiekosten in rekening gebracht. Onderhoudskosten waartoe de verhuurder verplicht is kunnen niet als servicekosten aan de huurder worden doorberekend.

3.4.5 DE RESTWAARDE

De restwaarde is die waarde van het vastgoed die verkregen kan worden na afloop van de exploitatieperiode. Hoe hoger de restwaarde van een vastgoedobject, des te lager de waardevermindering tijdens het gebruik, waardoor de huur dus lager kan zijn. Maar is een object later moeilijk te verkopen en is de restwaarde daardoor laag, dan zal de vastgoedeigenaar deze hoge waardevermindering in een hogere huur tot uiting moeten laten komen.

Voor een huurprijsberekening in 'wonen en zorg' is het aan te bevelen de marktwaarde te hanteren voor de bepaling van de restwaarde. De marktwaarde is het geschatte bedrag dat verkregen kan worden door verkoop van het vastgoed, al dan niet in verhuurde staat. De marktwaarde wordt ook wel de directe opbrengstwaarde genoemd, omdat het de opbrengst betreft die het vastgoed bij rechtstreekse verkoop oplevert.

Bij de bepaling van de marktwaarde is het van belang of het zorgvastgoed courant of incourant vastgoed betreft. Bij courant vastgoed gaat het om vastgoed dat gemakkelijk verhan-

Hoe **couranter** het vastgoed, hoe **hoger** de restwaarde

delbaar is, terwijl dat bij incourant vastgoed moeilijker is. Hoe specifieker een gebouw is ontworpen voor een doelgroep en/of functie, hoe minder gemakkelijk andere partijen het gebouw later voor andere doelgroepen of functies kunnen inzetten. Van oudsher is woonzorgvastgoed veelal relatief incourant. In zo'n geval wordt de waarde van de opstallen op nihil gesteld en bedraagt de marktwaarde de grondwaarde minus de te maken sloopkosten. Het zal duidelijk zijn: hoe couranter vastgoed is ontworpen en gebouwd, hoe hoger de marktwaarde.

De marktwaarde bij courant vastgoed wordt berekend door de inschatting van de verkoopopbrengst te verminderen met de eventuele investeringen die nodig zijn voor bouwkundige ingrepen om het pand opnieuw voor andere mensen en doelen te gebruiken.

3.4.6 DE EXPLOITATIEPERIODE

Ook de duur van de exploitatieperiode is belangrijk bij het bepalen van de huurprijs. Bij courant vastgoed is vooral de 'technische levensduur' van het pand bepalend: die bepaalt de totale exploitatieperiode. Bij incourant vastgoed kan het vastgoed minder gemakkelijk verkocht of verhuurd worden. In zo'n geval is de contractperiode van groot belang. Als de contractperiode van een huurovereenkomst van incourant vastgoed korter is dan de technische levensduur van het pand, dan loopt de vastgoedeigenaar meer risico. Na afloop van de contractperiode heeft hij nog wél vastgoed in bezit dat technisch nog niet is afgeschreven, maar is het moeilijker om een huurder te vinden en onzekerder of de juiste huurprijs in rekening gebracht kan worden.

3.4.7 DISCONTERINGSVOET

Ook de disconteringsvoet is van belang bij het bepalen van de huurprijs. Met de disconteringsvoet worden alle inkomende en uitgaande kasstromen teruggerekend naar de huidige of netto contante waarde. Daarmee zijn alle toekomstige ontvangsten en uitgaven vergelijkbaar. De disconteringsvoet is opgebouwd uit vier onderdelen: een risicovrije rente, een risico-opslag, een eventuele vergoeding van de managementkosten en een winst- of rendementopslag. De risico-opslag betreft veelal een projectspecifieke risico-opslag voor de betreffende locatie en het betreffende object, en in enkele gevallen een opslag voor de risico's van het vastgoedsegment. Afhankelijk van het vastgoedobject en de huurder loopt een vastgoedpartij meer of minder risico. Bij courant vastgoed of bij verhuur aan een organisatie die beperkt risico loopt, kan een lagere vergoeding worden gerekend dan bij incourant vastgoed en huurders die niet zeker zijn van hun inkomsten.

Voor corporaties stelde het WSW in 2008 de hoogte van de disconteringsvoet op 6%.[10] In de Nederlandse Maatschappelijk Vastgoedindex wordt voor maatschappelijk vastgoed een gemiddelde disconteringsvoet gemeld van 8,2% over 2008 en in de AeDex IPD Corporatie Vastgoedindex[11] voor sociale woningbouw een gemiddelde disconteringsvoet van 7,2% over 2008.

3.4.8 BTW-VERREKENING

De huurprijs die een vastgoedpartij aan zorgaanbieders in rekening brengt, is vaak hoger dan de prijs die hij zou rekenen bij verhuur aan een commerciële partij. Dit komt omdat de vastgoedpartij over het algemeen bij zorgaanbieders over de huur geen btw in rekening kan en mag brengen. Daarmee komt de btw die de vastgoedpartij zelf betaald heeft (over de investerings-, exploitatie- en onderhoudskosten), geheel voor eigen rekening en zal hij dit 'btw-nadeel' in een hogere huurprijs tot uiting brengen. De huurprijsverhoging is niet alleen gebaseerd op de 19% btw, maar hangt in de praktijk ook af van de periode waarover de btw van de investeringskosten wordt gespreid en de rentevergoeding die in rekening wordt gebracht ten gevolge van uitgestelde betaling. Daarmee wordt de huurprijs vaak verhoogd met fors meer dan 19%. NB: commerciële zorgpartijen hebben de mogelijkheid om te kiezen voor btw-belaste huur, waardoor de hier omschreven verrekening niet nodig is.

---

10   Conform de parameters die het WSW aan deelnemende corporaties voorschrijft, per juli 2008.
11   Per I september 2009 bekend onder de naam IPD European Social Property Services.

ONRENDABELE TOP

Bij het doen van investeringen en het bepalen van de huurprijs, spreken woningcorporaties vaak over de 'onrendabele top', als investering die zij plegen en waarvoor de huurder niet hoeft te betalen in de huurprijs. Maar wat is dat nu precies: die onrendabele top? Zoals we eerder zagen, gelden voor woningcorporaties specifieke regels. Zo moeten zij in hun boekwaarde gebruikmaken van de 'bedrijfswaarde' van de door hen te realiseren sociale woningbouw. Deze bedrijfswaarde is meestal lager dan de daadwerkelijke kosten voor het realiseren van een woning. Het verschil tussen de bedrijfswaarde en de totale, daadwerkelijke realisatiekosten wordt in de corporatiesector aangeduid als 'onrendabele top'. Hierbij geldt een nuancering. De bedrijfswaarde is namelijk niet altijd een juiste weergave van de 'werkelijke' waarde van de woning. In de bedrijfswaardeberekening wordt immers vaak uitgegaan van een exploitatieduur van 50 jaar met als restwaarde de waarde van de grond. In de praktijk gaan corporaties vaak anders met woningen om. Woningen worden bijvoorbeeld eerder verkocht of worden juist langer geëxploiteerd. Deze afwijkingen hebben vrijwel allemaal een positief effect op de waarde van de woning. De 'onrendabele top' is in boekhoudkundige zin dus vaak hoger dan wat in werkelijkheid wordt gerealiseerd en waar de corporatie het feitelijke beleid op bepaalt.

3.4.9 HUURPRIJSBEREKENING EN ALTERNATIEVEN IN DE PRAKTIJK

In deze paragraaf laten we zien hoe in een fictief rekenvoorbeeld verschillende keuzes tot verschillende huurprijzen leiden.

Basisvariant: huurovereenkomst 30 jaar

Wensen
Zorgaanbieder Topzorg wil samen met vastgoedpartij Goedhuis huisvesting realiseren voor 40 bewoners. Er wordt gesproken over 40 kleinschalige appartementen van 50 m² bruto vloer-

oppervlakte (bvo) ieder met eigen woonkamer, open keuken, slaapkamer, sanitaire voorzieningen en berging. Daarnaast heeft de zorgaanbieder op deze locatie ruimte nodig voor kantoor- en ontmoetingsruimten. De totale oppervlakte van het object bedraagt circa 2400 m² bvo.

> **OPPERVLAKTE VAN EEN GEBOUW**
> Het meten van gebouwoppervlakten gebeurt aan de hand van het normblad NEN 2580 van de Stichting Nederlands Normalisatie-instituut. De bruto vloeroppervlakte (bvo) van een gebouw omvat de oppervlakte op vloerniveau, gemeten langs de buitenomtrek van het gebouw. Tot de bruto vloeroppervlakte behoort óók de oppervlakte van een trapgat, een liftschacht en leidingschacht, maar niet de buitenruimten als loggia's, balkons en dakterrassen. De netto vloeroppervlakte (nvo) is de bruto vloeroppervlakte, verminderd met de tarraoppervlakte. De tarraoppervlakte is de som van oppervlakten van de statische bouwdelen (constructiewanden en buitengevels), de niet-statische bouwdelen (bijvoorbeeld systeemwanden) en de ruimten die lager zijn dan 1,5 m. De nuttige oppervlakte (no) wordt veelvuldig toegepast bij de planvorming van woonzorgvoorzieningen en betreft de oppervlakte van de ruimten die primair gericht zijn op het gebruik van het gebouw. De nuttige oppervlakte komt overeen met de netto vloeroppervlakte, verminderd met de verkeersruimten en de technische installatieruimten. De netto vloeroppervlakte en de nuttige vloeroppervlakte bedragen 90% respectievelijk 70% van de bruto vloeroppervlakte (NNI, 2007).

Eerste berekening
De eerste berekening gaat uit van een exploitatieperiode van het vastgoed van 30 jaar en een (onrealistisch lange) duur van de huurovereenkomst tussen Topzorg en Goedhuis van eveneens 30 jaar. De overige uitgangspunten van de berekening:
- totale investeringskosten: € 5,1 miljoen, inclusief € 600.000 grondkosten;

- exploitatiekosten: € 20/m² bvo per jaar;
- exploitatiekosten en grondwaarde stijgen met de inflatie: 2,5%;
- jaarlijkse huurstijging: 2,25%;
- disconteringsvoet: 6%;
- restwaarde = restwaarde grond ≈ € 1,25 miljoen (prijspeil jaar 30);
- geen incidentele investering halverwege de exploitatieperiode.

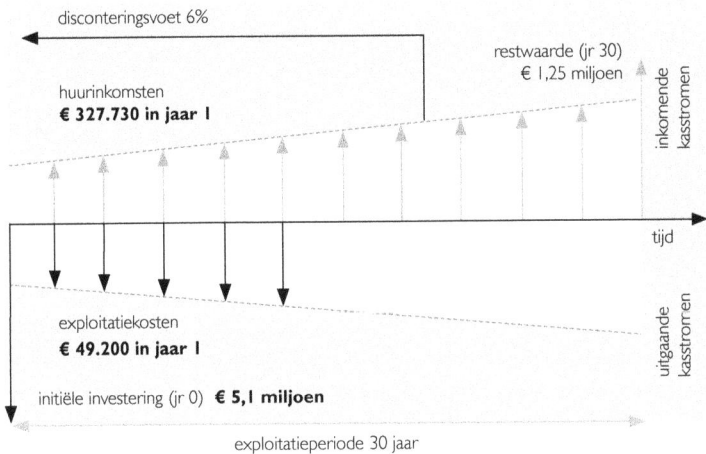

Figuur 3.7 Overzicht van alle parameters bij de huurprijsberekening in het rekenvoorbeeld

Resultaat

De verwerking van deze uitgangspunten in een rekenmodel levert een huurprijs in het eerste jaar op van bijna € 137/m² bvo, overeenkomend met € 327.730 voor het hele complex. Daarmee kan Goedhuis de investering terugverdienen volgens de disconteringsvoet van 6% in een exploitatieperiode van 30 jaar. De inkomsten en uitgaven gedurende de exploitatieperiode staan weergegeven in het kasstromenoverzicht in tabel 3.2.

jaar	huur	exploitatie	investering	restwaarde	saldo	constante waarde
0	-	-	€ 5.100.000	-	- € 5.100.000	- € 5.100.000
1	€ 327.730	€ 49.200	-	-	€ 278.530	€ 262.764
2	€ 335.104	€ 50.430	-	-	€ 284.674	€ 253.359
3	€ 342.644	€ 51.691	-	-	€ 290.953	€ 244.290
4	€ 350.353	€ 52.983	-	-	€ 297.370	€ 235.545
5	€ 358.236	€ 54.308	-	-	€ 303.929	€ 227.113
6	€ 366.297	€ 55.665	-	-	€ 310.631	€ 218.983
7	€ 374.538	€ 57.057	-	-	€ 317.481	€ 211.143
8	€ 382.965	€ 58.483	-	-	€ 324.482	€ 203.584
9	€ 391.582	€ 59.945	-	-	€ 331.637	€ 196.295
10	€ 400.393	€ 61.444	-	-	€ 338.949	€ 189.267
11	€ 409.401	€ 62.980	-	-	€ 346.421	€ 182.490
12	€ 418.613	€ 64.555	-	-	€ 354.058	€ 175.956
13	€ 428.032	€ 66.169	-	-	€ 361.863	€ 169.656
14	€ 437.662	€ 67.823	-	-	€ 369.840	€ 163.580
15	€ 447.510	€ 69.518	-	-	€ 377.992	€ 157.723
16	€ 457.579	€ 71.256	-	-	€ 386.323	€ 152.074
17	€ 467.874	€ 73.038	-	-	€ 394.837	€ 146.628
18	€ 478.402	€ 74.864	-	-	€ 403.538	€ 141.377
19	€ 489.166	€ 76.735	-	-	€ 412.430	€ 136.314
20	€ 500.172	€ 78.654	-	-	€ 421.518	€ 131.431
21	€ 511.426	€ 80.620	-	-	€ 430.806	€ 126.724
22	€ 522.933	€ 82.635	-	-	€ 440.297	€ 122.185
23	€ 534.699	€ 84.701	-	-	€ 449.997	€ 117.808
24	€ 546.729	€ 86.819	-	-	€ 459.911	€ 113.588
25	€ 559.031	€ 88.989	-	-	€ 470.042	€ 109.519
26	€ 571.609	€ 91.214	-	-	€ 480.395	€ 105.596
27	€ 584.470	€ 93.494	-	-	€ 490.976	€ 101.813
28	€ 597.621	€ 95.832	-	-	€ 501.789	€ 98.165
29	€ 611.067	€ 98.228	-	-	€ 512.840	€ 94.648
30	€ 624.816	€ 100.683	-	€ 1.258.541	€ 1.782.674	€ 310.382
				netto contante waarde		€ 0

Tabel 3.2 Kasstromenoverzicht van de basisvariant waarin de uitgaven in 30 jaar worden terugverdiend

Btw-toepassing
Voor de eenvoud hebben we in bovenstaand voorbeeld de verrekening van de btw buiten beschouwing gelaten. Dat is echter niet de praktijk, want de btw hoort er altijd bij betrokken te worden. Daarom laten wij dat hier eenvoudig zien; besef echter wel dat btw-verrekening in de praktijk een 'maatpak' is waar vooraf advies over gevraagd moet worden bij een fiscalist:
- De vastgoedpartij investeert € 5,1 miljoen exclusief € 969.000 btw (prijspeil jaar 0). Partijen komen overeen dat deze btw in gelijke termijnen wordt verrekend over een periode van 10 jaar. De jaarlijkse annuïteit, een gelijkblijvende betaling die bestaat uit rente en aflossing om de schuld mee af te lossen, over € 969.000, bij een rente van 4,5%, bedraagt € 122.461 per jaar.
- De vastgoedpartij geeft jaarlijks € 49.200, exclusief € 9.348 btw (prijspeil jaar 1), uit aan exploitatiekosten. Het btw-bedrag van de exploitatiekosten wordt jaarlijks verrekend met de jaarhuur.

In dit voorbeeld zou de vastgoedpartij het betreffende pand verhuren tegen een huurprijs van € 327.730 (prijspeil jaar 1) vermeerderd met de btw-bedragen € 122.461 + € 9.348. Dit levert een totaalhuurprijs op van € 459.539 (prijspeil jaar 1). De btw-verrekening leidt in deze situatie tot een stijging van de huur met 40%. Stel dat het btw-bedrag over de investering verrekend zou worden in gelijke termijnen over de volledige exploitatieperiode van 30 jaar, dan zou de totale huur in het eerste jaar € 396.566 bedragen. Daarmee levert de btw-verrekening een huurstijging op van 21%.

Een alternatief: verhoging flexibiliteit en een huurovereenkomst voor 20 jaar
Een contractduur van 30 jaar is te lang voor Topzorg. Daarom komen Topzorg en Goedhuis overeen een huurovereenkomst af te sluiten voor 20 jaar. Om toekomstige risico's te beperken

verhoogt Goedhuis de flexibiliteit van het complex door aanvullend te investeren. Goedhuis verhoogt de investeringskosten. tot € 5,7 miljoen, inclusief € 600.000 grondkosten. Met deze ingebouwde flexibiliteit kan na het aflopen van het contract van 20 jaar het complex relatief eenvoudig verbouwd worden tot een appartementencomplex met 32 appartementen van circa 75 m² bvo. Daartoe zou Goedhuis een grootschalige incidentele investering plegen in het 20ste jaar van circa € 2,55 miljoen (prijspeil heden), waarna het weer voor de volgende 30 jaar verhuurbaar is tegen dezelfde huurprijs. De restwaarde is ongeveer gelijk aan de restwaarde van de grond, zijnde € 2,1 miljoen (prijspeil jaar 50). De verrekening van deze flexibiliteit en kortere contractduur leidt in deze variant tot een huurprijs in het eerste jaar van circa € 150/m² bvo, ofwel € 360.887 (prijspeil jaar 1) voor het complex. Daarmee kan Goedhuis de investering terugverdienen volgens de disconteringsvoet van 6% in een exploitatieperiode van 50 jaar en met een huurovereenkomst van 20 jaar. In dit voorbeeld leidt een kortere contractduur tot hogere kosten voor Topzorg. Verrekening van de btw over 20 gelijke termijnen leidt tot een huurprijs van € 360.887, vermeerderd met € 9.348 en € 83.257, hetgeen een totaalhuur in het eerste jaar oplevert van € 453.492 (prijspeil jaar 1).

Conclusies voorbeeld
In bovenstaand voorbeeld is gevarieerd met de exploitatieperiode en de investeringskosten. Zo zijn er nog veel andere varianten mogelijk, waarbij gevarieerd wordt met parameters. De moraal van het fictieve rekenvoorbeeld: overleg tussen vastgoedpartij en huurder over alle uitgangspunten moet leiden tot overeenstemming, waarbij belangen van beide partijen tot uiting komen.

CASUS

Woonpartners is een woningcorporatie in Helmond met circa 7.600 woningen. Woonpartners werkt geregeld samen met zorgaanbieders als het gaat om woningen voor mensen met een beperking. Doelstelling is een leefbaar Helmond waar iedereen met plezier en comfort kan wonen.

'Zorg en wonen moeten veel meer hand in hand met elkaar optrekken'

Woningcorporaties hebben een maatschappelijke taak en in dat kader werkt Woonpartners aan verschillende projecten met zorgaanbieders. Projectleider en -ontwikkelaar Shahram Arabha van Woonpartners erkent dat er verschillen zijn tussen de wereld van de zorgaanbieder en die van de corporatie. 'Maar het is belangrijker te kijken naar ons gezamenlijk belang. We hebben elkaar hard nodig bij het realiseren van woonzorgprojecten. We moeten naar elkaar toegroeien en dat kan alleen als beide partijen hun deskundigheid efficiënt weten in te zetten en vanaf het begin integraal werken.'

'Ik denk dat zorgaanbieders vaak het idee hebben dat woningcorporaties 'grote jongens' zijn die maar eens wat meer moeten gaan investeren. Wij willen aan de ene kant een maatschappelijk doel realiseren, maar aan de andere kant moeten wij ook onze continuïteit waarborgen. De corporatie heeft vermogen, maar dat zit in de stenen. Ook een corporatie moet een efficiënt risicomanagement voeren bij het realiseren van nieuwbouwprojecten. Wij kunnen niet zomaar onrendabele projecten financieren. Wij zijn best bereid een onrendabele top te nemen, maar daar moet dan wel iets tegenover staan dat aansluit op onze visie en ons beleid.'

'Als we samen aan een plan werken moeten we vanaf het begin stap voor stap en hand in hand te werk gaan. We hebben elkaar veel te bieden, sterker nog, we hebben elkaar nodig. Dat moeten we ons blijven realiseren en vanuit die gedachte kunnen we onze samenwerking versterken.'

4

Zorgpartijen: meer vrijheid, meer verantwoordelijkheid

Dit hoofdstuk is geschreven voor vastgoedpartijen. Wij laten zien dat naast vastgoedpartijen ook zorgaanbieders een belangrijke rol spelen bij het aanbieden van wonen en zorg. Om de mogelijkheden te kunnen beoordelen, is het belangrijk zicht te hebben op aard en omvang van deze sector. Eerst geven we een typering van de zorgsector als geheel, daarna doen we dat op het niveau van een individuele zorgorganisatie. We eindigen met de rol, mogelijkheden en financiën van 'vastgoed' voor de zorgsector. Met dit hoofdstuk bent u in staat om de vastgoedpositie van zorgaanbieders beter te begrijpen.

4.1 Drie soorten aanbieders

Analoog aan de onderscheiden doelgroepen met een specifieke woonzorgbehoefte, kennen we in Nederland drie soorten zorgaanbieders, die overigens steeds vaker in 'mengvormen' voorkomen:
- aanbieders van ouderenzorg, ook wel 'verpleging en verzorging' genoemd;
- aanbieders van zorg voor mensen met lichamelijke, verstandelijke en/of zintuiglijke beperking, ook wel de 'gehandicaptenzorg' genoemd;

In Nederland verblijven **160.000** mensen in een **verzorgingshuis** of **verpleeghuis**

- aanbieders van zorg voor mensen met een psychische aandoening, ook wel de 'geestelijke gezondheidszorg' genoemd.

De meeste cliënten van deze aanbieders wonen zelfstandig, in reguliere woningen en hebben geen aangepaste woning of woonomgeving nodig. Voor specifieke groepen is dat echter anders. Over initiatieven voor die laatste groepen gaat het hier.

4.1.1 VERPLEGING EN VERZORGING

In Nederland verblijven anno 2008 circa 160.000 mensen in zogenaamde verzorgings- en verpleeghuizen: 100.000 in verzorgingshuizen en 60.000 in verpleeghuizen. Er zijn daarvoor ongeveer 1.500 verschillende locaties, die geëxploiteerd worden door circa 450 verschillende organisaties. Iedereen kent ze: in vrijwel elke wijk of buurt is wel een 'bejaardentehuis' te vinden. De gemiddelde leeftijd in verzorgingshuizen is 86 jaar, in verpleeghuizen 82 jaar. Deze lagere leeftijd in verpleeghuizen wordt veroorzaakt doordat er ook jongere mensen met een zorg- en ondersteuningsbehoefte worden opgenomen. Het verblijf duurt respectievelijk gemiddeld 3,7 en 2,8 jaar (RIVM, 2009).

Oorsprong en betekenis

De meeste verzorgings- en verpleeghuizen zijn in de jaren 50 tot 70 van de vorige eeuw ontstaan, mede vanwege de woningnood na de Tweede Wereldoorlog. De provincies speelden vanuit de 'Wet op de bejaardenoorden' een krachtige rol. Door ouderen te laten verhuizen, werden woningen vrijgespeeld en konden zij veilig en vertrouwd bij elkaar gaan wonen. Dat is tegenwoordig heel anders. Het verblijf in een verzorgings- en verpleeghuis is vaak niet zozeer een positieve keuze, als wel noodzakelijk: mensen kúnnen vaak niet langer zelfstandig blijven wonen. Bewoners van verzorgings- en verpleeghuizen hebben vaak een intensieve zorg- en ondersteuningsbehoefte vanwege lichamelijke, geestelijke of sociale problemen, waaronder extreme eenzaamheid. Onderscheid wordt gemaakt naar somatiek en psychogeriatrie of 'pg', die respectievelijk duiden op lichamelijke en geestelijke beperkingen.

Het **verblijf** in een verzorgings- of verpleeghuis is vaak niet zozeer een **positieve** keuze, als wel **noodzakelijk**

Verschillen worden kleiner

Oorspronkelijk waren verpleeghuizen gericht op 'verpleging en behandeling', met de verwachting de cliënten of bewoners 'beter' te maken. Bij verzorgingshuizen stond het 'wonen' centraal. Dit onderscheid is steeds minder van toepassing. Echt beter worden mensen vaak niet. Het gaat er in de kern om, om mensen hun laatste jaren een zo goed mogelijke tijd te geven, met zorg en activiteiten die hierbij nodig zijn. In verzorgingshuizen wonen tegenwoordig ook mensen die eigenlijk in een verpleeghuis moeten wonen, waardoor het verschil tussen beide zorgvormen in de praktijk steeds kleiner wordt.

Soorten aanbieders

Er bestaan (nog) geen volwaardig landelijk opererende aanbieders van verpleging en verzorging. De Zorgcoöperatie Nederland, de Zonnehuisgroep en organisaties met het label Corona Wonen zijn landelijk gespreid, maar bestaan uit zelfstandige organisaties. Overal in het land bestaan regionale krachten: partijen die vooral grootstedelijk of regionaal georiënteerd zijn, op dat niveau als leidend beschouwd kunnen worden en op die schaal tot ketenzorg willen komen. Voorbeelden hiervan zijn Laurens in Rotterdam en Beweging 3.0 in Amersfoort. In elke stad en regio zijn bovendien middelgrote partijen actief en zijn er kleine partijen: organisaties met één of enkele locaties, die hoofdzakelijk op het lokale niveau actief zijn. Deze partijen hechten aan hun beperkte schaal, lokale verankering en/of eigen identiteit. Denk bijvoorbeeld aan Avondlicht in Herwijnen en de Stichting Zorgverlening der Gereformeerde Gemeenten in Zeeland met locaties in Goes en Middelburg.

Naast de indeling van 'reguliere zorgaanbieders', zijn er ook 'nieuwe toetreders': organisaties die nieuw in deze markt zijn, zoals De Herbergier, Zuster Floor en lokale woonzorgprojecten in boerderijen en villa's. Tot slot zijn er ook diverse zorginstellingen voor 'nichemarkten' of met een 'bijzondere functie', zoals voor doven en slechthorenden, vegetariërs, mensen uit de Molukse, Indische of homo-lesbische gemeenschap. De 'kloosterverzorgingshuizen' voor mensen vanuit religieuze gemeenschappen is hierbij de grootste maar ook sterk krimpende categorie.

4.1.2 GEHANDICAPTENZORG

In de gehandicaptenzorg gaat het om de verzorging, begeleiding en verpleging van mensen met een verstandelijke, lichamelijke en/of zintuiglijke beperking (spraak, visueel en auditief). In brede zin richt de ondersteuning zich op wonen, dagbesteding en behandeling. De combinatievormen van wonen en zorg die zorgaanbieders aanbieden kunnen ingedeeld worden naar intramurale en semimurale voorzieningen. In een intramurale

Na de tweede wereldoorlog **neemt** het **aanbod** woon- en zorgvoorzieningen voor verstandelijk gehandicapten **toe**

voorziening is 24-uurszorg beschikbaar. Een semimurale voorziening is een woonvorm voor mensen die minder intensieve verzorging of begeleiding nodig hebben. In totaal wonen in de gehandicaptenzorg circa 72.000 mensen in een intramurale of semimurale setting (met een verdeling van respectievelijk 48.000 en 24.000 plaatsen). De doelgroep met een verstandelijke beperking is de grootste groep met 92% van het totale aantal plaatsen. Mensen met een lichamelijke en zintuiglijke beperking maken een aanzienlijk kleiner deel uit met 6% respectievelijk 2% van het totaal (van der Kwartel, 2009). De gehandicaptenzorg kent circa 160 instellingen (CBS Statline, 2009e) op 2.300 locaties (CBZ, 2008).

Verbijzondering van mensen met verstandelijke beperking
In vroegere jaren werden de meeste verstandelijk gehandicapten thuis opgevangen of verzorgd in kloosters, gasthuizen, tucht- en werkhuizen of opvoedingsplaatsen. Aan het einde van de 19e eeuw werden de eerste instellingen opgericht, bestemd voor mensen met een verstandelijke beperking. Zo ging in 1891 de eerste cliënt wonen op een landgoed in Ermelo van een van de grootste organisaties in de verstandelijke gehandicaptenzorg in Nederland, de 's Heeren Loo Zorggroep ('s Heeren Loo, 2009). De groei van het aantal instellingen bleef tot de Tweede Wereldoorlog beperkt. Rond 1940 kende Nederland slechts een beperkt aantal instellingen waar minder dan 5.000 mensen met een verstandelijke handicap woonden. Na de

Tweede Wereldoorlog nam het aanbod van woon- en zorgvoorzieningen voor verstandelijk gehandicapten toe. Door een ander geluid met de nadruk op het feit dat mensen met een verstandelijke beperking ook gewoon zijn, ontstonden in de jaren 60 de gezinsvervangende tehuizen naast de bestaande instellingen. Vanaf de jaren 70 stelden organisaties zich meer open naar de samenleving met meer aandacht voor de ontwikkeling van mensen met een verstandelijke beperking. Dit leidde tot het verkleinen van woongroepen, een huiselijker inrichting en de mogelijkheid om zelfstandiger te wonen, eerst op het instellingsterrein. Aan het begin van de jaren 90 is er een omslagpunt in de vermaatschappelijking, waarbij steeds meer groepen bewoners verhuizen naar woningen in gewone woonwijken. Hierdoor nam het aantal bewoners op instellingsterreinen af (Herps, 2007).

In de verstandelijk gehandicaptenzorg worden doelgroepen onderscheiden naar de mate van verstandelijke beperking en bijkomende problematiek. Daarnaast maakt men het onderscheid tussen een aangeboren en een niet-aangeboren hersenafwijking. De mate van verstandelijke beperking varieert van licht verstandelijk gehandicapt met een intellectueel vermogen (IQ) tussen de 50 en 70, tot diep verstandelijke handicap met een IQ lager dan 20/25 (RIVM, 2009). Bijkomende problemen zijn bijvoorbeeld autismestoornissen, een gedragsproblematiek, lichamelijke beperkingen en gezichts- of gehoorstoornissen. De ondersteuningsbehoefte is sterk afhankelijk van de complexiteit van de beperkingen.

Diversiteit in omvang en specialiteit
Door fusies of samenwerkingsverbanden zijn aanbieders in de gehandicaptenzorg steeds omvangrijker geworden. Grote spelers in deze sector zijn bijvoorbeeld de Carantegroep, 's Heerenloo, Philadelphia Zorg, Koninklijke Kentalis, Dichterbij en Koraal Groep. Daarnaast is er een grote diversiteit aan orga-

nisaties en initiatieven die vanuit verschillende invalshoeken en specialisaties gehandicaptenzorg leveren. Voorbeelden zijn de Stichting Trajectum gespecialiseerd in de behandeling en begeleiding van mensen met een lichte verstandelijke beperking en onbegrepen en risicovol gedrag; de Raphaëlstichting, een netwerkorganisatie die zorg verleent aan mensen met een verstandelijke handicap vanuit een antroposofische oriëntatie; Koninklijke Kentalis, een landelijk werkende expertiseorganisatie voor doven en slechthorenden; Koninklijke Visio, een expertisecentrum voor slechtziende en blinde mensen; de Stichting Thomashuizen die zich heeft ontwikkeld tot een landelijk netwerk van bijna 70 kleinschalige woonvoorzieningen voor mensen met een verstandelijke beperking en veel kleinschalige ouderinitiatieven die zelf woonruimte en zorg organiseren voor hun familielid.

De **geestelijke** gezondheidszorg is veelal **regionaal** georganiseerd

4.1.3 GEESTELIJKE GEZONDHEIDSZORG

De geestelijke gezondheidszorg richt zich op het voorkomen van psychische aandoeningen, het behandelen en genezen van psychische aandoeningen, het zo goed mogelijk laten deelnemen van mensen met een chronische psychische aandoening aan de samenleving en het bieden van hulp aan mensen die ernstig verward en/of verslaafd zijn en die uit zichzelf geen hulp zoeken. Deze zorg wordt in ons land door zo'n 100 verschillende organisaties geleverd. (GGZ Nederland, 2007). De intramurale capaciteit bedraagt circa 18.000 plaatsen (VWS, 2006a).

Van dolhuizen tot beschermd wonen

In de middeleeuwen was het gebruikelijk om krankzinnigen op te sluiten in zogenaamde 'dolhuizen'. Vanaf de 18e eeuw komt de nadruk te liggen op het opvoeden van patiënten tot nuttige leden van de maatschappij, in plaats van hen op te sluiten. In de 19e eeuw vindt een sterke toename plaats van het aantal grootschalige inrichtingen. Vanaf de jaren 70 van de vorige eeuw vindt wederom een grote omslag plaats, die bekend staat als de 'antipsychiatrie', en zich keerde tegen de inhumane en autoritaire verhoudingen in de inrichting (Bakker, 2009). Deze modernisering en humanisering leidt tot de vorming van de Riagg's (regionale instelling voor ambulante geestelijke gezondheidszorg) en het algemeen psychiatrisch ziekenhuis (APZ), die zich toelegt op voltijd- en deeltijdbehandeling. Voor chronische patiënten werden beschermende woonvormen in het leven geroepen, die zouden uitgroeien tot een zelfstandige semimurale poot van geestelijke gezondheidszorg, de Regionale Instellingen Beschermd Wonen (RIBW) (Hutschemaekers en Tiemens, 2006).

Regionaal, landelijk en specialistisch

De geestelijke gezondheidszorg is veelal regionaal georganiseerd. Emergis zet zich bijvoorbeeld in voor de geestelijke gezondheid van de inwoners van Zeeland met een pakket aan diensten: van ambulante dienstverlening tot en met klinische opname en beschermd wonen. Daarnaast zijn er ook vele zorgaanbieders die zich richten op één functie, zoals RIBW Arnhem & Veluwe Vallei, die cliënten met een psychiatrische achtergrond of ernstige psychosociale problemen een veilige plek biedt om te wonen of hen begeleidt bij het zo zelfstandig mogelijk wonen en leven.

Naast de regionaal georiënteerde zorgaanbieders zijn er aanbieders die vanwege hun specialisatie een landelijke dekking hebben. Voorbeelden zijn de Van der Hoeven Stichting, een instelling voor forensische psychiatrie, die geestelijke gezondheidszorg biedt aan mensen die met Justitie in aanraking zijn gekomen of dreigen te komen en het Dr. Leo Kannerhuis, gespecialiseerd in de zorg voor kinderen en jeugdigen met een complexe autismespectrumstoornis.

Evenals in de andere sectoren zijn door fusies of samenwerkingsverbanden ook de aanbieders in de geestelijke gezondheidszorg omvangrijker geworden. Grote spelers in deze sector zijn bijvoorbeeld de Parnassia Bavo Groep, Lentis, Rivierduinen en Altrecht.

4.1.4 LANDELIJK FINANCIEEL PERSPECTIEF

In totaal verblijven in Nederland circa 250.000 mensen in een woonvorm van een zorgaanbieder. Het overgrote deel van de kosten van het verblijf bij aanbieders van verpleging en verzorging, gehandicaptenzorg en de geestelijke gezondheidszorg, wordt vergoed door de overheid. Hiervoor bestaat de Algemene Wet Bijzondere Ziektekosten (AWBZ), waarmee zogenaamde 'onverzekerbare risico's' door de overheid worden gedragen. Op landelijk niveau is vanuit de overheid voor 2010 meer dan € 60 miljard voor de gehele zorg begroot. Daarvan wordt circa € 20 miljard per jaar (circa € 1.200 per inwoner) aan de sectoren van dit boek uitgegeven. Voor 2010 bedraagt de onderverdeling tussen verpleging en verzorging, de gehandicaptenzorg en de geestelijke gezondheidszorg respectievelijk € 12,3 miljard, € 6,0 miljard en € 1,6 miljard (Ministerie van Financiën, 2009).

4.2 Karakter zorgaanbieders

Om te kunnen begrijpen wat de mogelijkheden en beperkingen zijn voor zorgaanbieders om woonzorgprojecten te realiseren, staan we hier stil bij hun missie en doelstellingen, de wijze waarop zij aan 'klanten' komen, de invloedrijkste relaties met externen en de wijze waarop ze bekostigd worden. Daaruit worden het belang, de positie en mogelijkheden van het vastgoed zichtbaar.

4.2.1 MISSIE EN DOELSTELLINGEN

In de missie van zorgaanbieders komen de drijfveren vaak goed tot uiting. De 'kwaliteit van dienstverlening aan de klant' blijkt een van de meest voorkomende onderdelen te zijn. Veelgenoemde doelen zijn voorts het vernieuwen van het zorgaanbod, versterken van de marktpositie, aantrekkelijk werkgeverschap, het verbeteren van de bedrijfsvoering en het aangaan van strategische samenwerkingsverbanden.

MISSIES VAN ZORGAANBIEDERS

'Wij zetten ons graag in om samen met onze cliënten oplossingen te zoeken en te vinden die het leven prettiger en aangenamer maken.' (Uit de missie van de OsiraGroep in Amsterdam, die wonen, zorg en welzijnsdiensten aanbiedt.)

'We helpen onze cliënten met het nastreven van hun dromen, want dromen geven richting aan persoonlijke groei. We zorgen voor de middelen, relaties en begeleiding die de cliënt nodig heeft om met vertrouwen uitdagingen tegemoet te treden. En creëren zo kansen om voldoening te halen uit het dagelijks leven.' (Uit de missie van Dichterbij, een organisatie die mensen met een verstandelijke beperking, hun ouders en verwanten ondersteunt in het stroomgebied van de Maas tussen Oss, Nijmegen en Venlo.)

'Laurens staat een samenleving voor ogen waarin we zorg dragen voor elkaar en waarin iedereen ertoe doet, ook de kwetsbare mens. Wij willen mensen die zorg of ondersteuning nodig hebben, tot op hoge leeftijd in staat stellen om hun leven betekenisvol in te richten en zelf daarover de regie te houden. Zij kunnen bij Laurens terecht voor uiteenlopende vormen van ondersteuning op het brede terrein van wonen, zorg en welzijn.' (Uit de missie van Laurens, een organisatie die mensen wonen, diensten en zorg biedt in Rotterdam en omstreken.)

Iedereen mag **zelf** bepalen van welke woonzorgaanbieder hij of zij gebruik **wil** maken

4.2.2 KLANTEN

De 'markt' van zorgaanbieders is een bijzondere en niet te vergelijken met een 'vrije markt'. Niet iedereen kan namelijk 'zomaar' en onbeperkt gebruikmaken van de huisvesting en diensten van deze partijen. Immers: de overheid betaalt het overgrote deel van alle kosten. De overheid heeft daarom regels geformuleerd om te bepalen wie wel en niet in aanmerking komt voor ondersteuning door deze zorgaanbieders. Hier laten we zien hoe dit werkt.

Indicatie als basis

Op enig moment in het leven van sommige mensen blijkt het helaas niet (langer) mogelijk om zelfstandig te kunnen blijven wonen. Dat kan plotseling gebeuren, bijvoorbeeld na een ongeluk, of geleidelijk, bijvoorbeeld bij de ontwikkeling van dementie. Voor mensen die gebruik willen maken van zorg, bekostigd vanuit de AWBZ, is het nodig om vervolgens een zogenaamde 'indicatie' aan te vragen. Dit kan in elke gemeente van Nederland bij het zogenaamde 'Centraal Indicatieorgaan Zorg' of CIZ. Na contact met een potentiële woonzorgvrager beoordeelt het CIZ welke 'zorgzwaarte' van toepassing is, inclusief de noodzaak voor verblijf in een verzorgings- of verpleeghuis of een woonvoorziening in de gehandicaptenzorg. De indicatiestelling voor cliënten die gebruikmaken van de geestelijke gezondheidszorg is afwijkend, omdat het eerste jaar verblijf vanwege geneeskundige GGZ onder de Zorgverzekeringswet valt; het voortgezet verblijf, ná dat eerste jaar, valt weer onder de AWBZ (VWS, 2008).

Vrije keuze

In Nederland geldt keuzevrijheid ten aanzien van zorgverleners. Dit betekent dat iedereen zelf mag bepalen van welke woonzorgaanbieder hij of zij gebruik wil maken. In de praktijk kiezen mensen veelal op basis van de mening van een huisarts of andere 'tussenpersoon', de specifieke behoefte, de nabijheid bij de oorspronkelijke woonomgeving of die van naasten, een eventuele denominatie en/of de (beeldvorming van) de geleverde kwaliteit van huisvesting en zorg door een specifieke aanbieder. Niet onbelangrijk zijn ook: de wachtlijsten. Als de voorkeursaanbieder immers geen 'plaats' heeft, wordt een woonzorgvrager gedwongen een andere keuze te maken. De 'vrije keuze' is principieel geborgd, maar in de praktijk ook beperkt.

COMMERCIËLE PARTIJEN IN DE ZORG

Dit hoofdstuk betreft voor het overgrote deel niet-winstbeogende organisaties. Dit type organisaties is als enige toegelaten tot het leveren van 'in natura verblijfsfuncties' vanuit de AWBZ. Private partijen die een verblijfsfunctie willen realiseren, kunnen dit tot op heden alleen doen door gebruik te maken van private betalingen door individuele mensen.

Daarbij kunnen zij indirect gebruikmaken van de AWBZ, doordat individuen hun persoonsgebonden budget (PGB) inzetten, dat ook bekostigd wordt vanuit de AWBZ. De sector van private aanbieders groeit, met onder andere de Thomashuizen, De Herbergier, Domus Magnus en vele andere, lokale spelers. Naar totale omvang is dit deel van de zorgsector nog zeer klein; particuliere verpleeghuizen kennen anno 2008 circa 1.000 plaatsen, tegenover ruim 60.000 in 'traditionele' verpleeghuizen.

4.2.3 DE OMGEVING VAN ZORGAANBIEDERS

Via verschillende kanalen reguleert de overheid de zorgsector op prijs, kwaliteit en volume. Ook andere partijen hebben een rol bij de realisatie van woonzorgprojecten. Wie zijn deze partijen en welke rol hebben ze?

Het **zorgkantoor onderhandelt** met zorgaanbieders om afspraken te maken over **volume** en **prijs** van te leveren zorgproductie

Ministerie van VWS
Dit ministerie stelt de kaders en financiële randvoorwaarden waarbinnen zorgaanbieders moeten en mogen opereren. De AWBZ vormt de grondslag van ons zorgstelsel. Jaarlijks bepaalt de overheid hoeveel budget beschikbaar komt voor zorgverlening vanuit de AWBZ. De Wet Toelating Zorginstellingen (WTZi) stelt eisen aan de toelating, het bestuur en de winstuitkering van partijen die zorg en huisvesting willen leveren.

Zorgkantoren
Zorgkantoren zijn een 'verlengde arm' van de overheid en fungeren als contractpartij voor zorgaanbieders. Nederland is opgedeeld in 31 zorgregio's; per regio is één zorgkantoor actief, die het voor de eigen regio beschikbare budget jaarlijks moet 'verdelen' over alle toegelaten zorgaanbieders in dit werkgebied. Daartoe onderhandelt het zorgkantoor met zorgaanbieders om afspraken te maken over volume en prijs van te leveren zorgproductie. Met deze rol is het zorgkantoor voor zorgaanbieders uiterst belangrijk: het zorgkantoor moet immers capaciteit beschikbaar stellen wanneer een zorgorganisatie meer of andere zorg wil leveren. Ergo: zonder deze medewerking krijgt een zorgaanbieder geen vergoeding voor nieuwe of andere te leveren zorg en huisvesting. Ook 'normale' marktprincipes gaan niet op: meer klanten hoeft niet meer geld te betekenen omdat het landelijke totaalbudget beperkt is.

Mensen **verhuizen** pas naar een **zorgaanbieder** als het thuis écht niet langer kan

De Inspectie voor de Gezondheidszorg
Dit overheidsorgaan heeft als taak de kwaliteit van zorgaanbieders te handhaven, op basis van normenkaders en indicatoren. Voor deze kwaliteit zijn in eerste instantie zorgaanbieders zélf verantwoordelijk; indien nodig treedt de Inspectie op.

College Sanering Zorginstellingen
Een zorgaanbieder is verplicht om in overleg te treden met dit College als zij plannen heeft om (delen van) terreinen of gebouwen te verkopen of verhuren aan derden. Op deze manier wil de overheid ervoor zorgen dat gebouwen of terreinen die in het verleden met overheidsmiddelen zijn verkregen, voor een marktconforme prijs worden verkocht/verhuurd en dat dit op een transparante manier gebeurt.

Nederlandse Zorgautoriteit (NZa)
Ook dit orgaan is door de overheid opgericht en heeft invloed op de zorgsector. De NZa zorgt voor de voorwaarden voor marktwerking en de handhaving daarvan, waarbij ook de Nederlandse Mededingingsautoriteit een steeds belangrijker rol in de zorg krijgt. De NZa heeft een belangrijke rol bij het beheersen van de totale kosten voor zorg in Nederland, onder andere door regels voor tarieven en uitvoering te stellen.

Waarborgfonds voor de Zorgsector (WfZ)
Deze organisatie biedt zorgaanbieders de mogelijkheid een rentevoordeel op leningen te krijgen, doordat het fonds borg-

staat voor rente en aflossing van de deelnemers. Zorgaanbieders kunnen uitsluitend onder voorwaarden van kredietwaardigheid lid worden en profiteren van de voordelen.

Gemeenten
Voor woonzorgprojecten hebben gemeenten een rol bij het verkrijgen en benutten van locaties. Denk daarbij ook aan ruimtelijke, esthetische en bestemmingseisen, waarmee de invloed van gemeenten gerust 'groot' genoemd kan worden. Een gemeentelijke rol die toeneemt betreft de uitvoering van de Wet Maatschappelijke Ondersteuning (WMO). Steeds meer zorg- en dienstproducten worden tegenwoordig via de gemeente bekostigd, waardoor zorgaanbieders ook hier rekening mee moeten houden.

> Steeds meer **zorg-** en **dienstproducten** worden via de gemeente bekostigd

Provinciale overheden
Provinciale overheden hebben een voorwaardelijke en stimulerende functie voor woonzorgprojecten. Zij stellen soms subsidies beschikbaar voor innovatieve projecten en hebben onder voorwaarden indirect invloed op bestemmingsplannen van gemeenten.

Overige partijen
Voor woonzorgprojecten hebben zorgaanbieders ook te maken met de cliëntenraad en omwonenden van bestaande of nieuwe locaties, andere zorgaanbieders als partner of concurrent en banken voor financiering. Elk van deze partijen heeft vaak ei-

gen ideeën en wensen die ook van invloed zijn op de mogelijkheden en voortgang van woonzorgprojecten.

4.2.4 ONTWIKKELINGEN IN DE ZORGSECTOR
Voordat we ons verdiepen in het zorgvastgoed, laten we de belangrijkste ontwikkelingen de revue passeren die directe invloed hebben op het vastgoedbeleid van zorgaanbieders. In algemene zin kan vooraf gesteld worden dat zorgaanbieders zich geleidelijk steeds beter en meer richten op het langetermijnperspectief.

Sense of urgency
Veel zorgaanbieders beschikken over panden die in de jaren 60 tot 80 van de vorige eeuw zijn gebouwd. Deze panden zijn in veel gevallen functioneel verouderd omdat ze niet meer voldoen aan de eisen van deze tijd: individuele verblijven zijn te klein of bestaan in meerbedsvarianten, de gebouwplattegrond werkt hospitalisering in de hand en de algehele uitstraling en functionaliteit van de voorzieningen zijn onvoldoende om huidige bewoners, hun verwanten en medewerkers te kunnen binden. Deze situatie is voor veel zorgaanbieders een (dringende) aanleiding om tot renovatie of nieuwbouw van het vastgoed over te gaan.

Schaalvergroting
Veel zorgaanbieders zijn de afgelopen jaren gefuseerd tot 'regionale krachten'. Daarmee hebben deze nieuw ontstane partijen in veel gevallen een veel omvangrijker en complexer totale vastgoedportefeuille. Daarmee is het voor deze partijen beter mogelijk en meer noodzakelijk om professioneel vastgoedbeleid te realiseren.

Nieuwe wensen en mogelijkheden
De veranderende doelgroep van zorgaanbieders stelt steeds hogere eisen en wordt mondiger. Ook zijn nieuwe inzichten bepalend voor specifieke vastgoedeisen. Denk hierbij aan de wens om vastgoed steeds 'kleinschaliger' en meer 'in de wijk' te

realiseren. En de wens om nieuwe toepassingen via domotica mogelijk te maken. Tot slot is de zorgvraag bij verhuizing naar een zorgaanbieder steeds intensiever; mensen verhuizen pas naar een zorgaanbieder als het thuis écht niet langer kan.

Positionering
Marktwerking en de bijbehorende concurrentie doen geleidelijk hun intrede in de zorgsector. Daar kan vastgoed een rol in vervullen. Vastgoed is direct zichtbaar voor alle partijen: voor (potentiële) klanten, verwanten en andere stakeholders. Op een vergelijkbare wijze kan goed vastgoed ook bijdragen aan arbeidsvreugde voor medewerkers en vrijwilligers en daarmee een manier zijn om hen in de toekomst (beter) te binden.

De zorgsector is sterk in beweging. Naast de hiergenoemde ontwikkelingen die direct met vastgoed te maken hebben, zijn er nog tal van onderwerpen waar zij mee bezig zijn. Afhankelijk van de deelsector gaat het bijvoorbeeld om:
- behoud en werving van personeel, vrijwilligers en mantelzorgers;
- financieel beleid;
- diversiteit;
- marketing en communicatie;
- innovatie;
- ketenzorg;
- ethiek;
- kwaliteit en veiligheid;
- herontwerp processen;
- gastvrijheid en voeding;
- cliëntsturing;
- onderwijs en arbeid;
- governance;
- activeren private middelen.

Scheiden van wonen en zorg

Bij de zorgaanbieders in dit boek worden 'zorg en wonen' meestal als één pakket aangeboden. Al vele jaren wordt echter gesproken over het 'scheiden van wonen en zorg'. Daarmee wordt gedoeld op een functionele, financiële en administratieve scheiding tussen de functies 'wonen' en 'zorg', waarbij een cliënt een woning afzonderlijk huurt en los daarvan zorg inkoopt. Zie ook figuur 4.1 met een schematische weergave. Doel hiervan is om cliënten/bewoners meer keuzevrijheid te geven. Toepassing van dit principe zou ertoe leiden dat zorgaanbieders de woonruimte als aparte eenheden gaan verhuren en daarbij een los aanbod voor zorg kunnen doen. Dit zou ook als consequentie kunnen hebben dat zorgaanbieders wél de huisvesting leveren, maar een andere zorgaanbieder de gevraagde zorg levert. Voor nieuwe initiatieven wordt het scheiden van wonen en zorg vaak toegepast. Het kabinet heeft inmiddels besloten deze 'scheiding in één keer' voorlopig niet te ambiëren voor bestaande organisaties, omdat dit nadelig uitpakt voor kwetsbare inkomensgroepen (VWS, 2009a). Daarmee wordt voorkomen dat zorgaanbieders extra risico's lopen voor de continuïteit en omvang van hun zorglevering, evenals een mogelijke verschuiving van lasten naar het ministerie van VROM, doordat veel vaker een beroep gedaan zal worden op huurtoeslag.

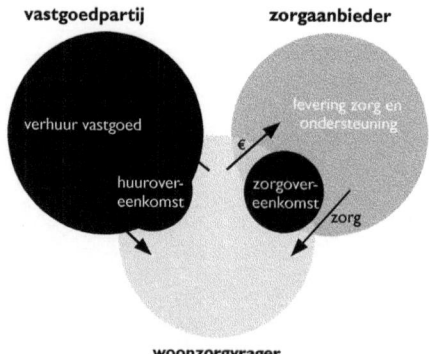

Figuur 4.1 Bij een scheiding van 'wonen en zorg' koopt een woonzorgvrager 'wonen' en 'zorg' afzonderlijk in

> **EN SERVICEFLATS DAN?**
> Serviceflats zijn geen zorginstellingen. Het zijn appartementen waarbij meestal een vast pakket van diensten en zorg beschikbaar is. Ze zijn meestal gericht op mensen met een hoger inkomen en mensen die een woning willen kopen. Soms worden woningen ook te huur aangeboden. Dit type huisvesting kent vaak een bijzondere problematiek (van der Leeuw, 2004):
> - bouwkundig voldoen de flats niet aan de eisen van de tijd;
> - de verplichting tot inkoop van een verplicht servicepakket past niet in deze tijd;
> - bij servicekoopflats bestaat vaak geen slagvaardige besluitvormingsconstructie: de directeur moet te allen tijde verantwoording afleggen aan het bestuur van de vereniging waaruit de servicekoopflat bestaat;
> - strategische marktbeslissingen stuiten op een behoudende opstelling van de bewoners.
>
> Deze problematiek wordt nog beperkt opgelost en is daarmee een uitdaging voor de toekomst.

4.3 Financiële huishouding van zorgaanbieders

Uiteraard is inzicht in de financiën van zorgaanbieders essentieel. Daarmee kunt u beter begrijpen welke keuzes deze organisaties maken bij woonzorgprojecten, inclusief de mogelijkheden en beperkingen. Eerst geven we inzicht in de opbrengsten en kosten. Daarna laten we zien dat zorgaanbieders zich in een overgangsfase bevinden met een nieuw tariefstelsel en komen enkele specifieke financiële elementen aan bod.

4.3.1 OPBRENGSTEN EN KOSTEN
Zorgaanbieders ontvangen inkomsten door het bieden van huisvesting en het leveren van zorg en diensten aan hun be-

woners of cliënten. Afhankelijk van het aantal cliënten en de specifieke zorgvraag, ontvangen zorgaanbieders hiervoor een vergoeding op grond van eerder genoemde AWBZ. De vergoeding per dag varieert veelal van circa € 90 tot meer dan € 200 (NZa, 2009a)[12], exclusief de kapitaallasten (of op jaarbasis van € 30.000 tot meer dan € 70.000).

De uitgaven van zorgaanbieders zijn voor het overgrote deel voor personeel. Daarnaast zijn voeding, hotelmatige kosten en bewonersgebonden kosten van belang, plus de uitgaven voor hun vastgoed (huur of eigendom).

De uitgaven van **zorgaanbieders** zijn voor het overgrote deel voor **personeel**

Verdieping opbrengsten en kosten zorgaanbieders
In de tabel in figuur 4.2 staat een overzicht van de winst- en verliesrekening van alle ouderenzorg- en thuiszorginstellingen in Nederland van het jaar 2007. Hieruit blijkt dat de belangrijkste posten zijn: wettelijk budget en subsidies (opbrengsten) en personeelskosten (lasten).

bedrijfsopbrengsten			bedrijfslasten		
wettelijk budget en/of subsidies	€	10.910	arbeidskosten en personeelskosten	€	9.651
overige omzet	€	938	afschrijvingen op vaste activa	€	703
WMO-subsidies	€	950	onderhoud en energiekosten	€	462
overige subsidies en bijdragen	€	197	voeding en hotelmatige kosten	€	912
overige bedrijfsopbrengsten	€	602	cliënt- en bewonersgebonden	€	351
			overige bedrijfslasten	€	1.377
totaal opbrengsten		**€13.697**	**totaal lasten**		**€13.456**

Figuur 4.2 Winst- en verliesrekening ouderenzorg en thuiszorg 2007 (CBS Statline, 2009f).

12   Jaarlijks worden deze bedragen geactualiseerd en via www.nza.nl gepubliceerd.

4.3.2 OVERGANGSFASE BEPAALT FINANCIEEL INZICHT

Om het financiële beeld van zorgaanbieders verder te kunnen begrijpen, is het belangrijk om te beseffen dat de zorgsector zich in een overgangsfase bevindt. Vanuit volledige aanbodsturing is vanaf 1998 gewerkt aan de 'modernisering van de AWBZ'. Daarbij doet in verschillende stappen gereguleerde marktwerking zijn intrede. Op dit moment zijn het eindperspectief en alle voorwaarden nog niet volledig doordacht en uitgewerkt.

- Vanaf 2006 is de Wet Toelating Zorginstellingen (WTZi) van kracht, waarmee vanaf 2009 zorgaanbieders meer vrijheid en verantwoordelijkheid krijgen bij de bouw en vergoeding van vastgoed.
- In 2007 is de WMO ingevoerd, waardoor levering en tarieven van diensten aan huis sterk onder druk zijn komen te staan.
- Er bestaat nog onduidelijkheid over de mogelijkheid tot en de voorwaarden waaronder eventuele 'winsten' mogen worden behouden of uitgekeerd.
- Vanaf 2009 is de zogenaamde 'integrale prestatiebekostiging' van kracht. Deze lichten we hierna toe.

4.3.3 INTEGRALE PRESTATIEBEKOSTIGING

Vanaf 2009 is een nieuw tariefstelsel ingevoerd voor zorg en diensten door zorgaanbieders. Daarmee wil de overheid een impuls geven aan de geleverde kwaliteit en tevens de spanning tussen de beperkt beschikbare collectieve middelen en de toenemende vraag verminderen. Onderdeel van het tariefstelsel is de integrale prestatiebekostiging. Tot voor kort kregen zorgaanbieders een budget per aanwezige 'plaats' of 'bed'. Dat is veranderd in een systeem van zorgzwaartepakketten (ZZP) voor de sectoren verpleging en verzorging, de gehandicaptenzorg en de langdurige geestelijke gezondheidszorg. Daarbij:

- krijgen zorgaanbieders een integraal budget voor de werkelijk geleverde productie op basis van de zorgzwaarte van de cliënt (individualisatie van de tarieven);

- valt binnen de tarieven ook een bedrag voor de kapitaalslasten.

Dit betekent dat het geld dat zorgaanbieders tegenwoordig vanuit de overheid ontvangen afhankelijk is van de behoefte van hun cliënten én dat ze dit pas krijgen als de zorg daadwerkelijk geleverd is. Zorgaanbieders krijgen in deze nieuwe situatie meer vrijheid (één budget waarmee ze naar eigen inzicht al hun uitgaven kunnen doen), maar lopen ook meer risico's: ze zijn zelf verantwoordelijk voor hun keuzes en worden geconfronteerd met de consequenties van hun investeringen, ook die van langlopende en vaststaande kapitaalslasten. Als een zorgorganisatie bijvoorbeeld in een pand leegstand kent, draait ze daar zélf voor op. Maar als zij het vastgoed efficiënter inzet, levert dat juist extra financiële ruimte op.

Als een **zorgorganisatie** in een pand **leegstand** kent, draait ze daar zelf voor op

4.3.4 OVERIGE FINANCIËLE ELEMENTEN

Naast het algemene inzicht in opbrengsten, kosten en nieuwe financiële regelgeving, zijn enkele elementen van belang voor een goed begrip van de financiële huishouding van zorgaanbieders.

- De middelen uit de AWBZ zijn voor de meeste zorgaanbieders de belangrijkste inkomstenbron, waarbij het essentieel is te beseffen dat overheidsvergoedingen vroeger, nu en naar verwachting ook in de toekomst 'sober en doelmatig' zijn, en dus weinig ruimte voor 'extra's of luxe' toestaan.

- Daarnaast hebben sommige organisaties financiële reserves, steunfondsen en vastgoedportefeuilles met potentiële boekwinsten. Ook wordt in toenemende mate gebruikgemaakt van aanvullende private financiering van bewoners, als eigen betalingen voor extra diensten. Soms zijn ook subsidies voor specifieke projecten en investeringen mogelijk, bijvoorbeeld via provinciale en gemeentelijke overheden.
- Sommige zorgaanbieders zitten vast aan zogenaamde 'klimleningen', waarbij de jaarlijkse betalingen met een vast percentage toenemen en een groot deel van de aflossingen is verschoven naar het einde van de looptijd. Op aansporing van de overheid zijn zorgaanbieders in de jaren 70 en 80 van de vorige eeuw deze leningsvorm aangegaan. Deze vorm is in de praktijk echter slecht uitgevallen en vormt soms een 'molensteen' om de nek van zorgaanbieders.
- Met het oog op de toenemende risico's van zorgaanbieders sturen banken aan op een marktconforme solvabiliteit van 25% als buffer voor de risico's van de zorgmarkt (WfZ, 2007). In de huidige situatie ligt de gemiddelde solvabiliteit tussen de 10 en 15%. Om de marktconforme solvabiliteit te bereiken, moeten zorgaanbieders in de meeste gevallen een extra aanspraak doen op de jaarlijkse inkomsten.

4.4 Zorgvastgoed voor zorgaanbieders: ontwikkeling in onzekerheid

Na de algemene en financiële beschouwingen over de zorgsector, staan we hier stil bij het vastgoed van zorgaanbieders. Samenwerking met vastgoedpartijen concentreert zich immers meestal rond vastgoed. We behandelen het belang van vastgoed voor zorgaanbieders en laten zien dat ook de vergoeding die zij hiervoor ontvangen, aan verandering onderhevig is. Tot slot richten we een blik op de toekomst.

4.4.1 BETEKENIS VAN VASTGOED VOOR ZORGAANBIEDERS

Vastgoed is een van de vijf bedrijfsmiddelen voor organisaties, net als kapitaal, mensen, technologie en kennis. Daarmee is vastgoed van strategische waarde voor elke zorgorganisatie, waar sterk mee te sturen is. De voornaamste punten waarop vastgoed van toegevoegde waarde kan zijn:

- Cliënttevredenheid: door gebouwen en woningen af te stemmen op de wensen van bewoners en hun verwanten kan vastgoed de cliënttevredenheid verhogen. Niet alleen de woningen zelf, maar ook de plek, de spreiding, de omvang en de toegankelijkheid van locaties hebben daarbij invloed.
- Verbetering kostenstructuur en verhogen rendement: door slim met het 'vastgoed' om te gaan, kan een zorgorganisatie de kostenstructuur van de organisatie verbeteren en het rendement verhogen. Middelen zijn het inbouwen van flexibiliteit en multifunctionaliteit ter voorkoming van leegstand en ter bevordering van gebruik door derden. Besparingen op onderhouds-, schoonmaak- en energiekosten zijn mogelijk door slimme ontwikkeling. Rendement realiseren kan door te sturen op locatie, courantheid en restwaarde.
- Verhoging aantrekkingskracht: door goed verzorgd vastgoed kan een zorgorganisatie medewerkers, vrijwilligers, samenwerkingspartners en andere stakeholders beter binden aan de eigen organisatie.
- De productiviteit van medewerkers kan worden verhoogd door een doelmatige indeling en omvang van gebouwen en de aanwezigheid van een goede ict-infrastructuur.
- Organisatieverandering: vastgoed kan symbool staan voor gewenste organisatie- en cultuurveranderingen.

VASTGOEDDOELEN

Wie vastgoed als een strategisch bedrijfsmiddel ziet zal ook voor het vastgoed doelen stellen en hiervoor een strategie bepalen. Een zorgaanbieder zal de vastgoeddoelen afleiden van de ondernemingsdoelen. Voorbeelden van vastgoeddoelen voor de middellange termijn (2-5 jaar) (Hoepel et al, 2007):

- voldoende accommodatie om de beoogde productiegroei met 8% op te vangen;
- een jaarlijks rendement op de vastgoedportefeuille van 5%;
- een besparing op kosten van 1% door schaalvergroting of uitbesteding;
- in alle woonkernen met meer dan 5.000 inwoners in het verzorgingsgebied is een woonvoorziening gerealiseerd;
- 80% van de bewoners is ondergebracht in kleinschalige voorzieningen;
- alle gebouwen hebben een hoogwaardige uitstraling die past bij de identiteit van de instelling;
- het aantal risicovolle objecten in de portefeuille is gereduceerd tot maximaal 5% van de bruto vloeroppervlakte.

4.4.2 GEWIJZIGDE VERGOEDING VAN KAPITAALLASTEN

Met de invoering van de integrale prestatiebekostiging, zoals in paragraaf 4.3.3 beschreven, worden ook de kapitaallasten voor zorgaanbieders op een andere manier vergoed. De nieuwe situatie zorgt vooralsnog voor onzekerheid voor zorgaanbieders voor de investeringen en verplichtingen die zij voor nieuw of vernieuwd vastgoed aangaan, zoals we hierna zullen toelichten.

Voorheen vergoeding op basis van vergunning

Tot voor kort moesten zorgaanbieders voor hun vastgoed een vergunning aanvragen, waarbij zij aantoonden te zullen bouwen volgens minimale kwalitatieve eisen en financiële kaders. De 'Bouwmaatstaven' van het Bouwcollege waren hiervoor bepalend en zijn voor het laatst in 2008 geactualiseerd. Op basis van deze vergunning stond de overheid garant voor de volledige vergoeding van de kapitaallasten gedurende 50 jaar en liepen zorgaanbieders hier geen enkel risico mee. Dat wordt nu anders.

Straks voor iedereen gelijk
Zorgaanbieders krijgen vanaf 2011 per geleverde ZZP-dienstverlening, een genormeerde ZZP-afhankelijke kapitaallastenvergoeding voor de huisvesting, de zogenaamde normatieve huisvestingscomponent (NHC). Deze genormeerde vergoeding is voor elke zorgaanbieder gelijk en zal bestaan uit een marktconforme vergoeding voor de afschrijvings- en vermogenskosten voor gebouwen. De hoogte van deze vergoeding is nog niet bekend en moet nog door de overheid vastgesteld worden. Op het niveau van heel Nederland vindt de invoering budgettair neutraal plaats; er komen dus geen extra overheidsmiddelen voor vastgoed beschikbaar.

Nu nog geen zekerheid: werken met referenties
Het oude regime van vergunningverlening bestaat niet meer en de toekomstige tarieven zijn nog niet bekend. Dit geeft veel onzekerheid bij zorginstellingen. Immers: vastgoedverplichtingen zijn langjarig en kennen een grote inhoudelijke en financiële impact. Sommige zorgaanbieders stellen nieuwe bouwplannen daarom uit en gebruiken de tussenliggende periode om tot betere vastgoedplannen te komen. Anderen zien wél kansen om, ook met de onzekerheid, tot verdere ontwikkeling en realisatie te komen. Daarbij kunnen, bij wijze van indicatie van de hoogte van de toekomstige kapitaallastenvergoedingen, de volgende documenten ter referentie dienen.
In het rapport Quick Scan in de Care (VWS, 2006b) is een jaarlijkse vergoeding van 7,2% van de normatieve investeringskosten (exclusief de grond- en startkosten) benoemd, waarbinnen zorgaanbieders mogelijke investeringsstrategieën uit kunnen voeren. Voor de meest voorkomende vormen van huisvesting

variëren de normatieve investeringskosten (exclusief de grond- en startkosten) van circa € 1.500 tot circa € 1.700/m² bvo.
In het adviesrapport Management van vastgoed in de zorgsector (RVZ, 2006) geeft de Raad voor de Volksgezondheid en Zorg inzicht in het percentage dat gemiddeld per sector, als onderdeel van het totale budget, wordt uitgegeven aan huisvestingsgebonden kapitaallasten. Dit percentage bedraagt 16,8% voor verzorgingshuizen, 10,5% voor verpleeghuizen, 10,2% voor de gehandicaptenzorg en 8,7% voor de geestelijk gezondheidszorg.

Zorgaanbieders moeten **slimmer** omgaan met hun **vastgoed** en de bijbehorende **inkomstenbronnen**

Het ministerie van VWS maakte in juli 2009 de uitgangspunten bekend voor de bepaling van de kapitaallastencomponent ter voorbereiding op integratie in zorgzwaartepakketten en introductie van integrale tarieven in 2011 (VWS, 2009b). Daarin staat ook de minimumvergoeding voor de kapitaallasten per ZZP voor nieuwbouwprojecten, variërend van circa € 7.000 tot € 12.000 per plaats. Daarbij ontbreken belangrijke inzichten rond de vergoeding van interimhuisvesting, grondkosten, rentevergoeding, leegstandpercentages en het versneld kunnen afschrijven van boekwaarde. Ook voor renovatieprojecten is nog geen inzicht gegeven. Dit dossier is nog volop in ontwikkeling; bij het verschijnen van dit boek is ongetwijfeld nieuwe informatie beschikbaar. Raadpleeg daarom de bronnen achterin dit boek voor de meest recente informatie.

NIEUWE VERGOEDINGSYSTEMATIEK AL IN DE PRAKTIJK

Voor kleinschalige woonvoorzieningen in de zorgsector is de nieuwe manier van vergoeding van kapitaallasten al wél ingevoerd (NZa, 2009b). Bij kleinschalig wonen gaat het om een kleine groep van maximaal 6 mensen die intensieve zorg en ondersteuning nodig hebben; deze groep woont met elkaar in een groepswoning waardoor het mogelijk is een zo normaal mogelijk leven te leiden (Kenniscentrum Wonen-Zorg, 2009). De vergoeding van deze kleinschalige woonvoorzieningen kan als een voorloper gezien worden van de nieuwe kapitaallastenvergoeding die straks voor de hele zorgsector van dit boek wordt ingevoerd. De vergoeding voor kleinschalige voorzieningen is een normatieve, productiegebonden, kapitaallastenvergoeding die varieert van € 5.266 voor 'licht verblijf' en € 7.723 voor 'zwaar verblijf', per bewoner per jaar, exclusief toeslagen voor specifieke doelgroepenvergoedingen voor dagactiviteiten en behandeling. Inzicht in de parameters waarop de vergoeding is gebaseerd is relevant omdat daarmee een extra doorkijk ontstaat naar de toekomstig NHC-component voor overige zorgbouwprojecten. Het gaat om de volgende parameters (NZa, 2009b):

- initiële investeringskosten conform de bouwmaatstaven van het Bouwcollege;
- instandhoudingsinvesteringen: 50% van de initiële investering (exclusief grond) voor incidentele instandhouding en 0,8% per jaar van de initiële investering (exclusief grond) voor jaarlijkse instandhouding;
- afschrijvingstermijnen: gebouwen 40 jaar; installaties, terreinwerken, grote renovaties 20 jaar; startkosten 25 jaar; kleine verbouwingen 10 jaar;
- rentevergoeding: 6,5%;
- inflatietempo: 2,5%;
- werkkapitaal: -/- 7,7% van de aanvaardbare kosten;
- inzet eigen vermogen: 15% van de aanvaardbare kosten;
- onderbezetting: 3%.

En ook: voeren van strategisch vastgoedbeleid

Zoals we zien, nemen de vrijheid en risico's voor zorgaanbieders geleidelijk toe. Vastgoed is een onderdeel van elke onderneming waarvan de kosten relatief hoog zijn én voor lange tijd vast staan. Bij zorgaanbieders gaat het veelal om 10 tot 20% van de omzet die aan kapitaallasten wordt besteed. Daarom is het voeren van 'strategisch vastgoedbeleid' door zorgaanbieders de afgelopen jaren sterk opgekomen. Elke zorgorganisatie moet veel slimmer omgaan met het vastgoed, gericht op de totale 'vastgoedportefeuille' die zij huurt of in bezit heeft. Dit strategisch vastgoedbeleid moet daarbij de ondernemingsdoelstellingen zo veel mogelijk versterken.

Blik op de toekomst

Voor zorgaanbieders is de overgang naar een nieuw stelsel van bekostiging een belangrijke stap. Zij moeten slimmer omgaan met hun vastgoed en de bijbehorende inkomstenbronnen. Dit betekent dat zij niet meer zullen streven naar het maximaliseren van oppervlakte en kosten. In plaats daarvan zullen ze veel meer kijken naar optimalisering van kwaliteit, oppervlakte en kosten, flexibiliteit voor hergebruik en vastgoed als strategisch bedrijfsmiddel inzetten. In onderstaand overzicht staat op hoofdlijnen de transitie weergegeven waar zorgaanbieders zich thans in bevinden.

van aanbodsturing	naar gereguleerde marktwerking
zekerheden	kansen en risico's
goedkeuring vragen	verantwoordelijkheid nemen
normen en maatstaven als basis voor bouwplannen	businessplan als basis voor bouwplannen
nacalculatie van goedgekeurde investeringen	integraal budget, inclusief kapitaallasten
(te hoge) boekwaarde, berekend op basis van technische levensduur	(reële) vastgoedwaarde, berekend op basis van economische levensduur
grotendeels in eigendom	alleen strategisch deel in eigendom
maximaliseren van de oppervlakte en investeringen	optimaliseren van exploitatie/minimaliseren van de integrale kostprijs
monofunctionele huisvesting	flexibel aanpasbare huisvesting
investeringstoetsing door Bouwcollege	investeringstoetsing door kapitaalverstrekkers

Tabel 4.1 Vastgoed van aanbodsturing naar gereguleerde marktwerking. (Fritzsche et al, 2004)

KOPEN, HUREN OF LEASEN?

In 2005 hadden zorgaanbieders ruim tweederde van hun vastgoed in eigendom. In de categorie 'licht' wordt 50% gehuurd en hebben de instellingen 50% in eigendom. In de categorie 'zwaar' hebben de instellingen 90% in eigendom en in de categorie 'beveiligd' geldt een eigendomspercentage van 100% (CBZ, 2005). Bij de keuze tussen huur en eigendom van vastgoed moeten zorgaanbieders veel overwegen. Van belang is onder andere (Neele & de Wildt, 2004):

- de mate waarin vastgoedeigendom toebehoort en/of bijdraagt aan de core business;
- de mate van zeggenschap over het vastgoed tijdens de ontwikkeling en gedurende de gebruiksperiode, zodat de gebruiker invloed heeft op de kwaliteit en actualiteit van het vastgoed;
- flexibiliteit om in te kunnen spelen op de dynamiek in de zorg. Het gemakkelijk kunnen afstoten van vastgoed is alleen mogelijk bij courante huisvesting. Naarmate het vastgoed specifieker – minder courant – wordt, zal een verhuurder ter compensatie van het toegenomen risico een langduriger huurovereenkomst vragen of een hogere huur in rekening brengen;
- het mogelijke financiële voordeel gerelateerd aan de hoogte van de investeringskosten en de hoogte van de financieringskosten;
- het benutten van de kwaliteiten van grote verhuurders, met vastgoedbeheer als core business, waardoor efficiency, ervaring, kennis en kunde kunnen worden ingezet.

Naast huren en kopen kunnen zorgaanbieders ook kiezen voor het leasen van vastgoed. In deze mengvorm wordt geprobeerd de positieve eigenschappen van zowel kopen als huren te combineren. Zo blijven bijvoorbeeld het eigen vermogen, liquiditeit en het werkkapitaal in tact, terwijl afhankelijk van de courantheid van het vastgoed van waardestijging kan worden geprofiteerd.

4.5 Tot slot

In dit hoofdstuk zagen we dat zorgaanbieders een belangrijke rol voor veel mensen vervullen en dat hier substantiële bedragen mee gemoeid zijn. Zorgaanbieders zijn voor het overgrote deel afhankelijk van overheidsregulering: zorgaanbieders kunnen niet onbeperkt diensten aanbieden aan iedereen en de hoogte van de vergoeding die ze ontvangen is gemaximeerd. Zorgaanbieders maken onderdeel uit van hun omgeving. Die zorgt ervoor dat zorgaanbieders dynamiek en druk ervaren bij het leveren van huisvesting en dienstverlening. Dit zorgt onder andere voor een urgentiegevoel rond de bouw van nieuw vastgoed, schaalvergroting, het inspelen op nieuwe wensen en mogelijkheden en de eigen positionering. Gewijzigde wet- en regelgeving geeft zorgaanbieders tegenwoordig meer vrijheid, verantwoordelijkheid en risico's bij de besteding van de inkomsten. Dat geldt ook voor de middelen die beschikbaar worden gesteld voor kapitaallasten, waarmee ze de kosten van hun vastgoed kunnen dragen. Het ontbreekt nog aan inzicht in de hoogte van deze kapitaallastenvergoedingen. Daardoor zijn veel zorgaanbieders momenteel onzeker over het plegen van eventuele investeringen en het aangaan van verplichtingen.

CASUS

ViVa! Zorggroep biedt een breed scala aan zorgdiensten en beschikt in Noord-Holland over drie verpleeghuizen, drie kleinschalige voorzieningen voor groepswonen en elf woonzorgcentra, al dan niet met aanleunwoningen in de nabijheid.

'Uiteindelijk **draait** het altijd om de **pecunia**'

Met het oog op de vergrijzing wordt de zorginfrastructuur in veel wijken verbeterd. Een wijkcentrum op een centrale locatie in de wijk is, volgens Trudy Dijk, beleidsadviseur wijkcentra en wonen bij ViVa! Zorggroep, geen overbodige luxe. 'Als je in één pand zit, zijn er korte lijnen en kun je samen je aanbod afstemmen op de vraag. Veel partijen zien hiervan de meerwaarde. De realisatie van zo'n plan, waarin meerdere partijen participeren, is een ingewikkeld traject waarbij de gemoederen verhit kunnen raken'.

'Als je over vijf tot tien jaar voldoende aangepaste woningen en een passende diensteninfrastructuur in een wijk wilt hebben, moet je nu actie ondernemen. ViVa! Zorggroep heeft daarom een bouwprogramma geformuleerd om in wijken kleinere voorzieningen voor aangepast wonen te creëren, aangevuld met andere voorzieningen voor mensen met een zorgvraag. Wij hebben een paar jaar geleden het voortouw genomen om woningcorporaties, gemeenten en andere natuurlijke samenwerkingspartners aan tafel te vragen om dit onderwerp te bespreken. Dat heeft geleid tot concrete afspraken over het bouwen van wijkvoorzieningen in de desbetreffende gemeenten.'

'Veelvoorkomende struikelblokken bij de ontwikkeling van wijkcentra, hebben te maken met de samenwerking tussen vastgoed en eerstelijnszorgaanbieders. Een rol spelen de onbekendheid met elkaars professie, het gebrek aan vertrouwen en de financiën. De onbekendheid met elkaars werkveld is begrijpelijk, maar werkt verstorend bij het realiseren van nieuwbouw.'

'Vastgoedontwikkelaars zijn niet op de hoogte van alle ins en outs van de zorg. Zij lijken te verwachten dat iedereen zijn huisvestingswensen helder kan formuleren. Daarbij vergeten zij dat het bij een wijkcentrum niet alleen om verhuizen gaat, maar ook om de stap om te gaan 'samenhuizen' en samenwerken. Het is echt een veranderingsproces. Verder is het van groot belang dat de architect ervaring heeft met het ontwikkelen van zorgvastgoed. Als zorggroep willen wij dan ook een stem hebben in de keuze van de architect. Een ander probleem in de samenwerking tussen zorg en vastgoed is een gebrek aan vertrouwen.'

'Om problemen voor te zijn, heeft ViVa! bij een aantal samenwerkingsprojecten samen met de andere initiatiefnemers een externe, neutrale projectleider ingehuurd. Dit werkt zeer goed. Hij stelt dezelfde vragen als een ontwikkelaar, doorloopt dezelfde fasen, maar heeft niet de schijn tegen (die ontwikkelaars of grotere zorgaanbieders wel hebben) dat er ook andere belangen gediend worden. Maak duidelijke afspraken over wat er per fase gebeurt, wat het gewenste resultaat is en wat de volgende stap zal zijn. Leg deze afspraken vast in een overeenkomst. Daarmee voorkom je dat je later in het traject met grote teleurstellingen en hoge kosten geconfronteerd wordt en de verhoudingen tussen de beoogde samenwerkingspartners op scherp komen te staan. Elke keer blijkt weer, ook al heb je nog zulke goede intenties, dat het uiteindelijk toch draait om de pecunia.'

5

Samenwerking: noodzakelijk maar niet vanzelfsprekend

We hebben gezien dat er een grote en groeiende opgave ligt voor het realiseren van woonzorgprojecten door vastgoedorganisaties en zorgaanbieders. In dit boek hebben we tot nu toe de essenties van de doelgroep en partijen beschreven. Nu gaan we in op het 'proces' van samenwerking tussen zorg- en vastgoedpartijen. Dat doen we omdat de praktijk leert dat veel mensen en organisaties in wonen en zorg de onderlinge samenwerking niet eenvoudig vinden. We staan eerst stil bij de verschillende motieven voor samenwerking. Veelvoorkomende problemen en oplossingen bij samenwerking komen daarna aan bod. Tot slot komen twee 'eigen' instrumenten aan bod waarmee partijen hun onderlinge samenwerking kunnen verbeteren.

5.1 Redenen voor samenwerking

Bij het realiseren van woonzorgprojecten is samenwerking tussen een zorgonderneming en een vastgoedpartij vaak geen doel op zich, maar een randvoorwaarde om doelen te bereiken bij voldoende eigen en gezamenlijke belangen. De voordelen van samenwerking moeten opwegen tegen mogelijke nadelen, zoals verminderde beslissingsmacht over het vastgoed, verlies van identiteit, onderhandelingspositie en onderpand voor financiering en groei van afhankelijkheid en complexiteit (Kenniscen-

trum Wonen-Zorg, 2003). De samenwerking in 'wonen en zorg' betreft meestal:
- ontwikkelvraagstukken over terreinen, vastgoed en/of diensten;
- eigendomsverhoudingen van grond en gebouwen: huur, koop of tussenvarianten;
- exploitatievraagstukken over onderhoud, beheer en woningtoewijzing.

Elke partij kent eigen motieven om tot samenwerking over te gaan. Deze motieven zijn soms per organisatie verschillend, soms gezamenlijk en kennen rationele en emotionele elementen. Deze verkennen we hierna.

SAMENWERKING, BELANGEN EN OVEREENKOMSTEN
De meest voorkomende samenwerking tussen vastgoed- en zorgpartijen bestaat uit het verhuren en huren van vastgoed. In 'enge' zin kan gesteld worden dat het daarbij een zuiver contractuele relatie betreft tussen een leverancier van vastgoed en de zakelijke huurder en dat het daarmee niet om 'samenwerking' gaat. Echter, de huurovereenkomst is meestal de resultante van een jarenlang en intensief proces van 'samen opgaan', waarin de wederzijdse belangen voor een maatwerkoplossing voor een lange periode zijn vastgelegd. Daarmee is de huurovereenkomst wel degelijk onderdeel van een samenwerkingsproces. Aan de huurovereenkomst gaan vaak andere overeenkomsten vooraf:
- een intentieovereenkomst, als op hoofdlijnen een eerste gezamenlijk beeld ontstaat van wat het project kan inhouden en welke partijen daarbij betrokken moeten worden;
- een samenwerkingsovereenkomst, als de inhoudelijke plannen verder zijn uitgewerkt, de financiële consequenties helder zijn en (de verdeling van) verantwoordelijkheden en risico's in beeld zijn;
- een realisatieovereenkomst, als markering van het officiële startpunt van de realisatie, waarin afspraken worden vastgelegd over de wijze van samenwerking gedurende en financiering van de uitvoering;

- de huurovereenkomst, als feitelijke vastlegging van de samenwerking tussen vastgoedpartij en zorgaanbieder, waarin zaken zijn opgenomen zoals de huurprijs, de duur, verlenging en opzegging van het contract, afspraken over de huurprijswijziging, betaling van belastingen en heffingen en de verplichtingen met betrekking tot onderhoud en beheer.

Bij het afsluiten van bovenstaande overeenkomsten komen de belangen van de vastgoedpartij en de zorgaanbieder expliciet samen. Zie ook figuur 5.1.

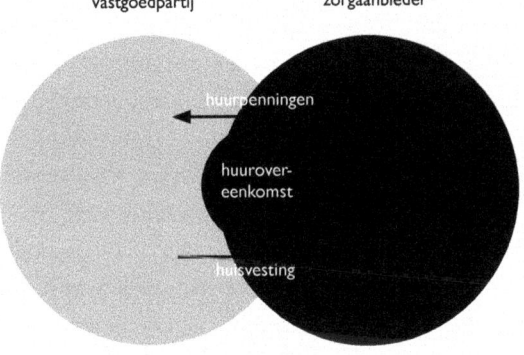

Figuur 5.1 In de huurovereenkomst komen de belangen van een vastgoedpartij en een zorgaanbieder samen

Samenwerking tussen vastgoed- en zorgpartijen hoeft niet uitsluitend op projectniveau met eerdergenoemde overeenkomsten plaats te vinden. Als partijen intensiever willen samenwerken, is het ook mogelijk te zoeken naar nieuwe samenwerkingsmogelijkheden. Zo is het inrichten van een personele unie een vorm die het dichtst bij een formele fusie komt om dergelijke nauwe samenwerking te realiseren. In zo'n geval worden beide organisaties onder dezelfde leiding gesteld, terwijl juridisch en financieel sprake is van verschillende bedrijven. Voorbeelden hiervan zijn onder andere 't Heem in Udenhout, Pantein in Boxmeer en De Woonmensen in Apeldoorn[13].

---

13 Overigens is de mogelijkheid tot een personele unie vanuit woningcorporaties onlangs beperkt tot het bestuur en is het niet langer toegestaan (ook) een personele unie op het niveau van de Raad van Commissarissen te vormen. (Brief 12 juni 2009, Ministerie van Wonen, Wijken en Integratie, 'Voorstellen woningcorporatiebestel'.)

5.1.1 MOTIEVEN VAN VASTGOEDPARTIJEN

Voor vastgoedpartijen kan samenwerking met een zorgorganisatie om de volgende redenen interessant zijn:
- marktvraag beantwoorden: meer dan de helft van de cliënten van woningcorporaties is ouder dan 55 jaar (Sanders, Jansen, & Groot, 2003; De Wildt, 2009). Er ontstaan daardoor meer vragen van huurders voor ondersteuning bij de zelfredzaamheid;
- leefbaarheid en wijkontwikkeling bevorderen: bij de toegenomen activiteiten van woningcorporaties voor de leefbaarheid van wijken, kunnen ook zorgaanbieders een rol vervullen. In het bijzonder kunnen kleinschalige woonzorgvoorzieningen, ontmoetings- en informatiepunten een rol vervullen, waarvoor zorgaanbieders belangrijk zijn;
- locaties verwerven: sommige zorgaanbieders beschikken over interessante locaties, zoals instellingsterreinen. Door samenwerking komt het benutten van deze locaties door een vastgoedorganisatie binnen bereik. Ook kan de samenwerking met een zorgorganisatie op gemeentelijk niveau een goede ingang betekenen om samen nieuwe posities te verkrijgen;
- deskundigheid benutten: als vastgoedpartijen rond 'wonen en zorg' tot vernieuwende initiatieven willen komen, is samenwerking met zorgaanbieders haast onontkoombaar. Zorgaanbieders kennen de huidige en toekomstige zorgvraag beter, evenals het krachtenveld waarbinnen en waarmee tot ontwikkeling gekomen kan worden;
- zorg leveren: het is woningcorporaties wettelijk niet toegestaan zelf zorg te leveren. Indien zij voor hun huurders wél zorgarrangementen willen aanbieden, bijvoorbeeld als uitbreiding op huismeesterdiensten, is samenwerking met zorgpartijen noodzakelijk;
- tegemoetkomen aan de wettelijke verplichting en maatschappelijke druk: op grond van het BBSH zijn woningcorporaties verplicht te investeren in het prestatieveld 'wonen en zorg'.

Vanuit de samenleving ontstaat ook een groeiende druk op woningcorporaties om zich voor kwetsbare groepen in te zetten;
- risico's spreiden: zorgvastgoed als onderdeel van een vastgoedportefeuille helpt de risico's te spreiden. Afhankelijk van de lokale situatie en de gekozen oplossing, kan zorgvastgoed een interessante en relatief risicovrije investering zijn.

5.1.2 MOTIEVEN VAN ZORGAANBIEDERS

Voor zorgaanbieders gelden eigen motieven om tot samenwerking met vastgoedpartijen over te gaan:
- meer mogelijk maken: vooral woningcorporaties kunnen en willen soms 'onrendabel' investeren en met een relatief laag rendement genoegen nemen. Daardoor kunnen grotere en/of betere voorzieningen tot stand komen dan zonder deze aanvullende middelen mogelijk zou zijn. Ook kunnen besparingen gerealiseerd worden door, samen met een vastgoedpartij, te werken vanuit levensduurkosten, met aandacht voor het totaal aan kosten en baten gedurende de hele levensduur van het te ontwikkelen vastgoed;
- benutten van locaties: vastgoedorganisaties beschikken vaak over locaties waar zorgaanbieders zorg willen leveren, bijvoorbeeld 'kleinschalig in de wijk';
- benutten deskundigheid: vastgoedpartijen beschikken over de deskundigheid om het vastgoed professioneel te ontwikkelen en beheren. Juist met de toegenomen risico's voor zorgaanbieders is dit extra belangrijk;
- inzetten relaties: vastgoedpartijen hebben meer ervaring en meer relaties in de sector van 'ruimtelijke ontwikkeling' zoals gemeentelijke afdelingen en/of het gemeentelijk woningbedrijf;
- verhogen solvabiliteit: door verkoop van vastgoed of sale-and-leasebackconstructies kan een zorgaanbieder de solvabiliteit verhogen. Dit kan nodig zijn bij de realisatie van businessplannen waarvoor een hogere solvabiliteit gevraagd wordt;

- risico's spreiden: door samenwerking met vastgoedpartijen kunnen de risico's van vastgoedontwikkeling en/of -eigendom beperkt of gespreid worden;
- financiële slagkracht: voor zorgaanbieders is het soms niet mogelijk of onwenselijk om de benodigde investeringen in woonzorgvastgoed te plegen. Dit kan met schaalgrootte en/of de specifieke financiële situatie te maken hebben.

5.1.3 GEZAMENLIJKE MOTIEVEN

Het hangt in de meeste gevallen van de lokale en individuele situatie af of bovenstaande rationele motieven van partijen met elkaar overeenstemmen. Het motief dat vastgoed- en zorgpartijen vaak wél delen, is de doelgroep en de maatschappelijke opgave. In toenemende mate willen deze partijen voor 'wonen en zorg' huisvesting realiseren en exploiteren. Beide sectoren kennen bovendien een toenemende druk op de door hen te leveren prestaties. Bevorderlijk daarbij werkt dat veel woningcorporaties en zorginstellingen op een vergelijkbaar plaatselijk of regionaal geografisch niveau werkzaam zijn.

5.1.4 PERSOONLIJKE OVERTUIGINGEN EN DRIJFVEREN ZIJN MINSTENS ZO BELANGRIJK

Dit hoofdstuk gaat tot nu toe over rationele motieven bij woonzorgsamenwerking. Echter, ook emotie en persoonlijke beweegredenen blijken een belangrijke rol te spelen bij samenwerkingsprocessen. Recent onderzoek toont aan dat rationele argumenten slechts een beperkt aandeel hebben in de feitelijke beweegredenen voor samenwerking (Kaats & Opheij, 2008). Het gaat om veel meer zaken zoals macht, de beste willen zijn, autonomie, een prestatie willen leveren, angst, spijt, vertrouwen, een persoonlijke klik en reputatie. En dat is niet verwonderlijk, ook omdat bij samenwerking altijd van spelers gevraagd wordt een deel van hun autonomie op te geven, in het vertrouwen dat zij er meer voor terugkrijgen. Goed kunnen samenwerken blijkt om ander gedrag te vragen; het gaat om nieuwe manieren van

Emotie en persoonlijke beweegredenen spelen een belangrijke rol bij samenwerkingsprocessen

onderhandelen, het vraagt vertrouwen en niet altijd 'het onderste uit de kan te willen halen'. Het is belangrijk te erkennen dat de eigen organisatie niet los kan worden gezien van de betrokken personen, hun motieven, overtuigingen en drijfveren.[14] De praktijk leert dat organisaties en mensen die een duidelijk beeld hebben van wat ze willen en onder welke voorwaarden, beter samenwerken. Het kennen van de belangen in het spel, waaronder ook de persoonlijke drijfveren en overtuigingen van deelnemers in de samenwerking, is van belang om feitelijk tot effectieve samenwerking te komen.

5.2 Oorzaken van problemen bij samenwerking

Ook al hebben betrokkenen er veel motieven voor, vaak vinden zij de samenwerking tussen zorg- en vastgoedpartijen niet eenvoudig. Belangrijkste oorzaak: de cultuurverschillen tussen beide sectoren en de daarmee samenhangende overige 'organisatieontwerpvariabelen': strategie, personeel, systemen, structuur en managementstijl. Vastgoedpartijen hebben over het algemeen een sterk intrinsieke focus op gebouwen en het hiervoor benodigde kapitaal, terwijl zorgaanbieders van oorsprong meer mens- en zorggericht zijn. Vanuit het perspectief van elk type organisatie is het bestaan van verschillende culturen volstrekt begrijpelijk. Deze culturele verschillen zijn zichtbaar in de gehele organisatie, omdat ze nauw verbonden

---

14   Het onderzoek betreft specifiek de rol van bestuurders; op grond van onze ervaring gaan wij ervan uit dat de hier genoemde elementen ook voor andere betrokkenen bij samenwerking van toepassing zijn.

Vanuit het **perspectief** van elk type organisatie is het bestaan van **verschillende culturen** volstrekt **begrijpelijk**

zijn met en hun weerklank vinden in de overige organisatieontwerpvariabelen: de structuur, de strategie, de systemen, de managementstijl en het personeel. We staan hierna stil bij aanvullende specifieke verschillen, juridische belemmeringen en oorzaken van algemene aard die de samenwerking tussen woon- en zorgpartijen bemoeilijken.

Een belangrijk specifiek verschil tussen woon- en zorgpartijen is de door hen gebruikte tijdshorizon: vastgoedpartijen werken veelal vanuit een langetermijnperspectief, omdat de investeringen van 'heden' pas in vele jaren kunnen worden terugverdiend. Zorgorganisaties daarentegen moeten vaak jaarlijks onderhandelen over hun 'productie' en de bijbehorende vergoedingen, waardoor het moeilijker is de lange termijn te overzien. Ook zijn deskundigheden heel verschillend: vastgoedpartijen hebben meer expertise in huis over het realiseren van vastgoed, omdat het hun core business is. Zo hebben zorgaanbieders vaak meer verstand van de behoeften van de doelgroep, omdat zij daar dagelijks mee omgaan.

Partijen geven ook aan dat wettelijke beperkingen ervoor zorgen dat het moeilijk is om integrale oplossingen te vinden en samen volledige verantwoordelijkheid te nemen voor nieuw woonzorgvastgoed. In het bijzonder gaat het om:

- een directe of indirecte koppeling van huur- en zorgcontracten: soms willen woningcorporaties en zorgaanbieders afspraken maken over het gezamenlijk aanbieden van één woonzorgproduct: de woning én de bijbehorende zorg. Dat mag niet altijd: in sommige gevallen moet rekening gehouden worden met de Mededingingswet, die de vorming van onaanvaardbare marktmacht moet bewaken. 'Markten' en 'marktaandelen' zijn bepalend of dergelijke nauwe vormen van samenwerking mogelijk zijn;
- woonzorgfusie: de 'toegelaten' status van woningcorporaties onderwerpt hen aan het BBSH. Daaruit is het woningcorporaties niet toegestaan zich te 'verbinden' met niet-toegelaten instellingen, zoals zorgaanbieders. Dit betekent in de praktijk dat het wettelijk niet toegestaan is om tot een juridische fusie te komen tussen een zorgorganisatie en een woningcorporatie.

Sommige oorzaken van moeizame samenwerking zijn niet specifiek voor 'wonen en zorg', maar zijn daar wél nadrukkelijk herkenbaar. Hierbij gaat het bijvoorbeeld om de eigen positiebepaling. Mede vanwege een dynamische omgeving en toenemende druk, hebben samenwerkingspartners soms nog onvoldoende een eigen visie bepaald: waar staan ze voor en hoe willen ze hun wensen realiseren? Dit resulteert in een gebrek aan transparantie en verstoring van het samenwerkingsproces. Ook is de complexiteit van de zorg- en vastgoedsector niet bevorderlijk voor samenwerking. De realisatie van woonzorgvastgoed is complex vanwege de afhankelijkheid, zoals we eerder in dit boek zagen, van alle spelbepalers en spelregels, inclusief zich ontwikkelende wet- en regelgeving.

STAPPEN VOOR SAMENWERKING

Als partijen ervoor kiezen om te gaan samenwerken en dit volwaardig te ontwikkelen, dan kan het handig zijn om de volgende projectstappen in het samenwerkingsproces te onderkennen en te gebruiken:

- initiatief: in deze fase verkennen partijen de mogelijkheden van samenwerking: wat zijn de motieven, belangen, mogelijkheden en beperkingen voor samenwerking met de ander? En hoe worden die beoordeeld? Belangrijk onderdeel is ook de eigen positionering, voorafgaand aan gesprekken met anderen: wat wil men zélf delen en welke harde uitgangspunten en grenzen aan samenwerking formuleert de eigen organisatie?
- definitie: als partijen verder willen, beslissen partijen in deze fase om tot samenwerking te komen, inclusief de belangrijkste randvoorwaarden, het beoogde resultaat, eisen en beperkingen;
- ontwerp: vervolgens bepalen de partijen een gedetailleerde vorm voor de samenwerking: hoe zou de samenwerking er op verschillende niveaus en momenten uit moeten zien?
- voorbereiding: de volgende stap is om de samenwerkingsplannen voor te bereiden, zodat alle betrokkenen 'klaar voor de start' zijn;
- realisatie: in deze fase vindt het 'echte werk' plaats en werken partijen in de praktijk samen, op basis van alle voorgaande stappen;
- nazorg: het is belangrijk de feitelijke uitvoering van de samenwerking te monitoren en bij te stellen, zodat de samenwerking steeds beter kan worden. Zodoende wordt de samenwerking voortdurend vernieuwd.

5.3 De samenwerking verbeteren

Na de verkenning van motieven voor samenwerking en de oorzaken van problemen daarbij, is het nu tijd om stil te staan bij manieren om de samenwerking te verbeteren. Kennis over uzelf en de ander en inzicht in het proces van samenwerking vormen de opmaat naar de presentatie van twee instrumenten. Gebruik van instrumenten kan u helpen op integrale wijze uw samenwerking met anderen te verbeteren.

5.3.1 KEN UZELF EN DE ANDER

Als u beter wilt samenwerken ligt het voor de hand eerst bij uzelf te rade te gaan: hoe helder zijn uw missie, visie en doelstellingen? En hoe concreet zijn deze gemaakt, hoe toepasbaar zijn ze voor specifieke woonzorgprojecten? Daarnaast is het belangrijk om vanuit oprechte interesse 'de ander' te willen begrijpen. Met een open en onderzoekende geest kunt u hiervoor gebruikmaken van verschillende instrumenten. Het Aedes-Actiz Kenniscentrum Wonen-Zorg speelt hierbij een belangrijke rol, onder andere met bijeenkomsten, cursussen, een website, een korte speelfilm met werkboek *Het boekje van Ellen*, het online tekenprogramma voor het ruimtelijk ontwerpen van zorgwoningen 'Zorg in woningen' en het reken- en redeneermodel Areadne. Ook zijn er bijvoorbeeld de Buurtalliantie webcommunity en het 'wijkenspel' van Aedes en de 'Thermometer wonen welzijn zorg' van Movisie. Meer algemeen zijn de Denkhoedenmethode (een techniek om samen tot het juiste besluit te komen) en de Mutual Gains Approach (als bijzondere benadering van onderhandelingen). Het boek dat u nu leest beoogt ook een bijdrage te leveren. Daarnaast werken zorgaanbieders en vastgoedpartijen steeds vaker met '*boundary spanners*' (Brandsen, van den Munchkhof & Oude Vrielink, 2008). Voor zorgaanbieders zijn dit mensen met specifieke vastgoedkennis; voor vastgoedpartijen gaat het om deskundigen uit de zorgwereld.

5.3.2 INZICHTEN IN HET PROCES

Rond het proces van samenwerking is een aantal inzichten beschikbaar, waarmee u uw eigen perspectief kunt aanscherpen:[15]

- het inzicht dat de samenwerking geen doel op zich is, maar waarde moet creëren aan de woonzorgvragers van de samenwerkingspartners;

---

[15] Gebaseerd op een interne bundel met samenwerkingsmodellen van Twynstra Gudde.

- het inzicht dat samenwerking kan leiden tot het 'vergroten van de taart', vóórdat onderhandelingen over de verdeling ervan plaatsvinden;
- beseffen dat bij succesvolle samenwerking daadkracht, betrokkenheid en reflectie goed verankerd moeten zijn;
- het inzicht dat het ontwikkelen van een gestructureerde manier om samenwerking vorm te geven en stil te staan bij de spelregels in samenwerking belangrijk zijn;
- het inzicht dat samenwerking beter gaat door samen te werken op basis van onderliggende belangen en proberen deze belangen te verbinden;
- het inzicht dat structurele samenwerking een beroep doet op de samenwerkingsvaardigheid van uw organisatie. Is samenwerking voor u en uw organisatie een incidenteel instrument, een structurele vaardigheid of een 'way of life'?

Daarnaast is een aantal meer praktische inzichten behulpzaam: zorg voor een goede projectleider en beleg het projectleiderschap zorgvuldig, investeer in het proces, werk aan vertrouwen en een gezamenlijke visie, respecteer elkaars belangen, accepteer geen 'free riders', besteed aandacht aan 'timing', benoem de doelgroep en wees bereid om concessies te doen. Enkele praktische tips (Gerrichhauzen en Partners, 2009):
- vorm volgt inhoud: samenwerking is geen doel op zich: laat de vorm voortkomen uit de gewenste inhoud;
- ga uit van eigen kracht: samenwerken gaat het beste als je je eigen zaakjes op orde hebt;
- kies voor differentiatie en variatie: samenwerking hoeft niet elke keer hetzelfde te worden vormgegeven;
- richt je bij productontwikkeling op het voordeel van de klant: maak vanuit productontwikkeling de stap naar concrete producten die voor klanten directe verbeteringen opleveren;
- samenwerken is samen doen: blijf niet hangen in praten, maar kom ook in actie.

5.3.3 DE SAMENWERKING INTEGRAAL VERKENNEN EN VORMGEVEN

Hoe goedbedoeld en begrijpelijk het ook is: partijen in wonen en zorg werken vaak te snel naar een concreet resultaat toe. Gebleken is dat het voorliggende traject van verkennen van de samenwerking en het delen van belangen en ambities vaak te weinig aandacht krijgen. Twynstra Gudde ontwikkelt daarom het gedachtegoed 'Organiseren tussen organisaties', waaruit twee specifieke instrumenten zijn gekomen. Dit gedachtegoed en deze methodes kunnen helpen bij verkenning en vormgeving van samenwerking, ook in wonen en zorg. Het biedt een manier om verwachtingen en taal zo volwaardig mogelijk op elkaar af te stemmen. U zult zien dat verschillende van bovenstaande inzichten een plaats vinden in deze instrumenten. Daarbij richten wij ons op twee elementen:
1. Welke kennis heeft u over uw samenwerkingspartner?
2. Welke vorm geeft u aan de samenwerking?

> Het voorliggende traject van verkennen van de samenwerking en het delen van **belangen** en **ambities** krijgt vaak te weinig aandacht

Instrument voor kennis over uw samenwerkingspartner - het samenwerkingskijkglas

Intensieve samenwerking tussen woon- en zorgpartijen is geen 'lineair' en zuiver rationeel proces. Daarvoor zijn vooral de persoonlijke overtuigingen en drijfveren te dominant en diffuus, zoals we zagen in paragraaf 5.1.4. Bij de keuze voor een partner of het verbeteren van de bestaande samenwerking, kunt u de volgende elementen onderzoeken (Bremekamp, Kaats & Opheij, 2009):

- ambities;
- belangen;
- context.

Hierna lichten wij elk van deze aspecten toe, inclusief fictieve voorbeelden ter illustratie. U kunt deze onderdelen gebruiken bij uw voorbereiding en gesprekken met uw (potentiële) samenwerkingspartner.

Ambities

Betrokken partijen en mensen kunnen allemaal verschillende perspectieven op de ambitie hebben dezelfde situatie. Daardoor bestaat de mogelijkheid dat ze dezelfde situatie verschillend bekijken en ervaren. Sommige mensen stellen het probleem centraal, anderen zoeken direct een oplossing, richten zich op de samenwerkingsvorm of zijn gericht op de kansen die een situatie biedt. Door het bestaan van verschillende perspectieven ontstaat spraakverwarring en is het moeilijk om tot goede keuzes te komen.

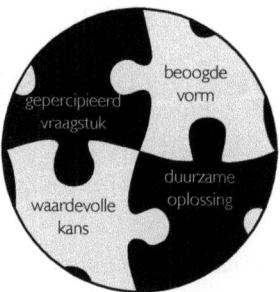

Figuur 5.2 De puzzel van verschillende perspectieven op de ambitie

Het kenmerk van samenwerking is om samen op zoek te gaan naar een optimum dat voor alle partijen, ten minste tijdelijk, als werkbare overeenstemming geldt.

Een voorbeeld waarin de verschillende perspectieven zichtbaar worden: een woningcorporatie en een zorgaanbieder ontmoeten elkaar naar aanleiding van de sloop van een oud schoolgebouw. De woningcorporatie richt zich op het *probleem*: voor haar staat de sloop symbool voor de ontgroening van de wijk en het ontstaan van een minder prettige leefomgeving voor haar huurders. De zorgaanbieder ziet de situatie als *oplossing* voor de vraag naar meer en nieuwe kleinschalige woonvormen voor gehandicapten en mensen met dementie. Andere perspectieven zouden kunnen zijn dat een partij direct in *samenwerkingsvormen* denkt en bijvoorbeeld een 'convenant van wijkorganisaties' wil opstellen om de leefsituatie in de wijk structureel en integraal aan te pakken. Het laatste perspectief in deze situatie zou zijn dat één van de partijen de situatie ziet als een *kans* voor nieuwbouw: wat voor soort gebouw, van welke architect en met welke omvang kan het worden neergezet?

Belangen
Naast de verschillende perspectieven zijn ook verschillende belangen van toepassing. Bij belangen gaat het niet zozeer om de mening of zienswijze van een persoon, maar over datgene waar iemands voordeel mee gemoeid is, het 'waarom' van de ander. Voor elke betrokkene bij samenwerkingsprocessen gelden:
- organisatiebelangen, veelal gekoppeld aan de doelen en kernwaarden van de organisatie: wat is in het belang van de organisatie?
- individuele belangen, inclusief eerdergenoemde persoonlijke drijfveren en overtuigingen, zoals idealen, carrière, reputatie, angst, gezichtsverlies en gewin. Wat is in het belang van de individuele betrokkene?
- collectieve belangen, die de individuele en organisatiebelangen overstijgen: wat is in het belang van klanten, huurders, bewoners, het milieu of de economie?

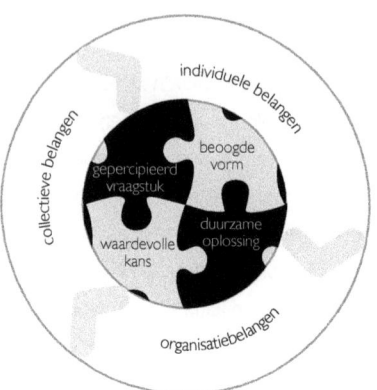

Figuur 5.3 Verschillende belangen zijn in het spel

Elk van deze belangen heeft invloed op de keuzes voor samenwerking: *'where you stand depends on where you sit'*. En: pas als de belangen bekend zijn kunnen partijen zoeken naar win-winsituaties.

> Een voorbeeld: een zorgaanbieder huurt al vele jaren een woonzorgcomplex van een woningcorporatie. De zorgaanbieder ziet dat bewoners en verwanten geen genoegen nemen met de kleine appartementen en wil daarom tot renovatie overgaan. Dat kan uitsluitend gebeuren samen met en door de woningcorporatie als eigenaar van het vastgoed. De *collectieve belangen* die de woningcorporatie ziet zijn bijvoorbeeld de 'leefbaarheid van wijken en buurten', terwijl de zorgaanbieder vooral de kwaliteit van leven van huidige en toekomstige bewoners van het woonzorgcomplex wil verbeteren. Ook de *organisatiebelangen* kunnen verschillen: zo wil de zorgaanbieder zich, vanwege toenemende concurrentie, onderscheiden met moderne gebouwen, terwijl de woningcorporatie zich juist wil onderscheiden als 'wijkverbeteraar'. Vanuit de *individuele belangen* kan de bestuurder van de woningcorporatie persoonlijk overtuigd zijn van nut en noodzaak van wijkverbetering als iets dat belangrijker is dan de aanpak van zorgcentra naar aanleiding van een werkbezoek met de minister. En kan de bestuurder van de zorgpartij juist persoonlijk gecommitteerd zijn aan de kwaliteit van leven van bewoners, omdat zijn eigen moeder zich nooit prettig heeft gevoeld toen zij in een verpleeghuis verbleef.

Context

Tot slot kan ook de context bij woonzorgsamenwerking worden bezien. Dat is van belang, omdat daarmee inzicht ontstaat in mogelijk te beïnvloeden of te besturen elementen:
- het proces: de manier waarop partijen tot samenwerking komen of deze vormgeven, inclusief fasering, doel, aard en besturing;
- de spelers: wie zijn erbij betrokken (personen en organisaties), welk gedrag vertonen ze in welke situatie en met welke achtergrond?
- de omgeving: welke factoren uit de omgeving zijn relevant, zoals de geschiedenis, demografische, economische, sociale en technologische factoren.

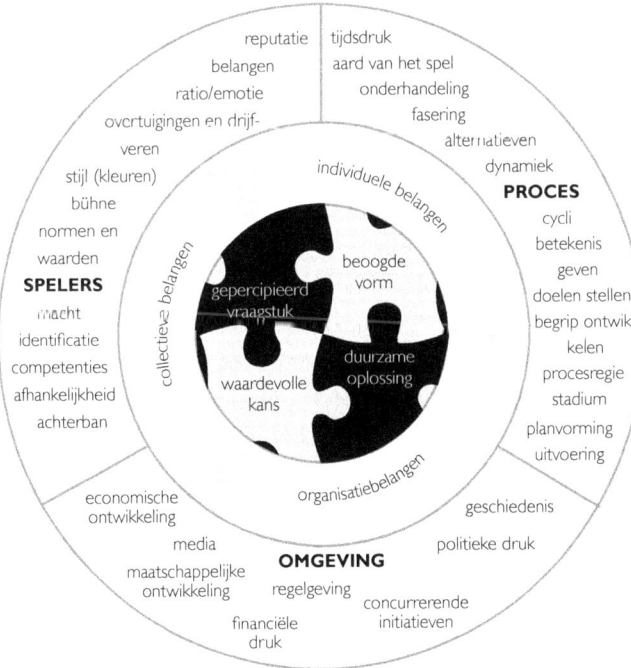

Figuur 5.4 De context van het samenwerkingsproces, waarmee het samenwerkingskijkglas compleet is

> Een voorbeeld waarin de drie elementen 'spelers', 'proces' en 'omgeving' een eigen betekenis hebben. Een woningcorporatie realiseert een multifunctioneel gebouw, inclusief kleinschalige verpleegunits voor een zorgaanbieder. De *spelers* zijn onder andere vertegenwoordigers van de woningcorporatie en zorgaanbieder: vanuit hun organisatie én hun persoon kennen ze bijvoorbeeld andere belangen en een andere stijl van leidinggeven. Het *proces* zou in zo'n situatie complex kunnen zijn, met nog veel andere gebruikers. Daardoor is op voorhand geen goede planning te maken, omdat er een sterke afhankelijkheid is van de snelheid van handelen van partijen. Ook zijn er doelen die soms tegenstrijdig zijn, waardoor partijen vijandig tegenover elkaar staan. De *omgeving* van betrokken partijen speelt een rol: door een 'budgetronde' van de overheid moet de zorgaanbieder bezuinigen, maar moet deze wél voor lange termijn risico's aangaan. Zo kan de woningcorporatie last hebben van de financiële crisis, doordat het geen woningen meer kan verkopen en daardoor een gebrek aan liquide middelen heeft voor de bouw.

Instrument bij vormkeuze

Het voorgaande instrument geeft handvatten om uw samenwerkingspartner beter te leren kennen. Hier presenteren wij het tweede model waarmee u het gesprek met potentiële partners op gang kunt brengen over de gewenste 'vorm' van samenwerken. In dat gesprek ontstaat scherpte over beoogde doelen, leren partners elkaar beter kennen en ontwikkelen zij een gemeenschappelijke taal om de contouren van de samenwerking te omschrijven. Ook helpt het model een organisatie die een partnership voor ogen heeft haar eigen ambities en gewenste werkvorm te formuleren.

In het model worden vier grondvormen onderscheiden, die we weergeven in een matrix naar intentie en aard van de samenwerking (Kaats, Klaveren & Opheij 2005). Bij de intentie of het doel gaat het om de vraag of samenwerking dient 'ter verbetering' of 'voor vernieuwing'. Bij de aard van de samenwerking kan worden gekeken of er vooral wordt 'gedeeld' of 'uitgewisseld'.

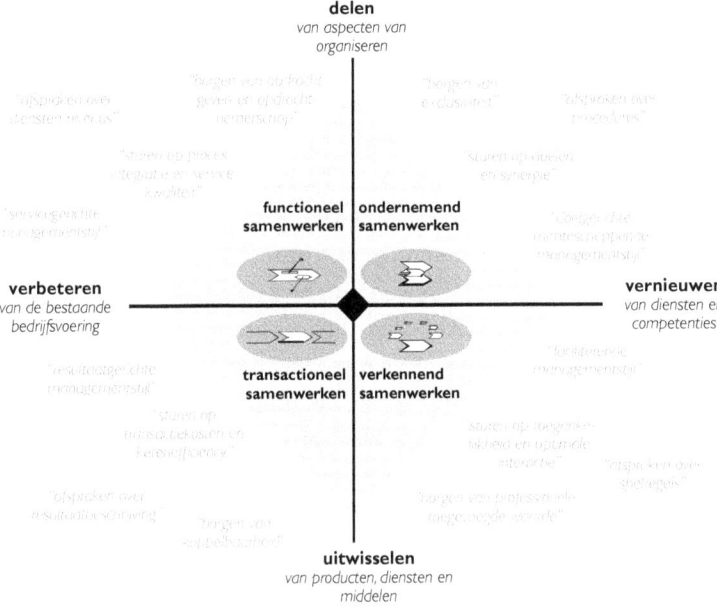

Figuur 5.5 De vier grondvormen van samenwerking

De vier grondvormen van samenwerken lichten we hier toe:
1. transactioneel samenwerken: bij deze samenwerkingsvorm staat de 'transactie' centraal. De intentie is een productieproces of keten te verbeteren, terwijl de samenwerking is gericht op het effectief en efficiënt uitwisselen van mensen, producten, diensten of informatie. Ketenregie in een wijk waar alle diensten rond wonen, zorg en welzijn worden geïntegreerd is hiervan een voorbeeld, waarbij de cliënt betere dienstverlening ervaart doordat partijen de dienstverlening goed op elkaar afstemmen.
2. functioneel samenwerken: hier neemt de ene partner het management van een bedrijfsfunctie van de andere partner

voor zijn rekening. Vaak gebeurt dit omdat die bedrijfsfunctie niet tot de kernactiviteiten van de ene partner behoort. Een voorbeeld is het uitbesteden van het gebouwbeheer of de vastgoedexploitatie.
3. verkennend samenwerken: in deze basisvorm zoeken organisaties elkaar op om hun eigen kennisniveau te vernieuwen. Door het uitwisselen van kennis en ervaring leren de organisaties van elkaar en creëren ze betere voorwaarden om hun opdracht uit te voeren. Een voorbeeld is het samen opzetten van een kenniscentrum.
4. ondernemend samenwerken: hier delen partners vanuit een hoge mate van gelijkwaardigheid competenties en vaardigheden in een intensieve samenwerking die gericht is op het ontdekken en ontwikkelen van nieuwe markten, producten, diensten of processen. Het samen realiseren en gebruiken van een woonzorgcentrum is hiervan een voorbeeld.

5.4 Tot slot

Als u ervaart dat samenwerking in 'wonen en zorg' soms moeizaam verloopt: wees gerust, u bent niet de enige. Het mag dan duidelijk zijn dat woonzorgsamenwerking veel kansen biedt, het is zeker geen vanzelfsprekendheid. Belangrijke motieven zijn de groeiende behoefte aan woonzorgvoorzieningen en het gebruikmaken van kennis, locaties en middelen om tot betere oplossingen te komen. Persoonlijke motieven en drijfveren spelen ook een niet te onderschatten rol. De praktijk van samenwerking blijkt vaak weerbarstig en wordt veroorzaakt door

Hoe **vaardig** en **ingericht** is uw organisatie voor **duurzame samenwerking?**

Woonzorgsamenwerking biedt weliswaar **veel kansen** maar is geen vanzelfsprekendheid

cultuurverschillen, inclusief het verschil in perspectief, deskundigheid, positionering en financiële kaders. Om tot duurzame samenwerking te komen, is het niet alleen belangrijk het niveau van kennis over elkaar te verbeteren, de eigen positie te verhelderen en kennis te hebben van samenwerkingsprocessen. Ons pleidooi is ook om het proces van samenwerking minder 'vanzelfsprekend' in te gaan. Door samen aandacht te besteden aan het leren kennen van elkaar en de samenwerkingsvorm worden de kansen op succesvolle samenwerking verhoogd. De investeringen die hiervoor in aanvang gedaan moeten worden, compenseert u nadien met een beter resultaat en een soepeler proces. Dit kan toegepast worden in situaties waar partners 'nieuw' samenwerken, maar evengoed voor de revitalisering van bestaande relaties. Een belangrijke vraag die u hierbij kunt stellen is: hoe vaardig en ingericht is uw organisatie voor duurzame samenwerking?

CASUS

Woonzorg Nederland is gespecialiseerd in de huisvesting van senioren en van jongere mensen met een beperking. De woningcorporatie verhuurt woningen aan particulieren en daarnaast zorgcentra en seniorenwoningen aan zorgaanbieders. Daarnaast vervullen de zorgaanbieders soms ook een aantal corporatietaken, zoals het bijhouden van een wachtlijst, het toewijzen van woningen, het bezichtigen van de woningen, het opleveren bij opzeggingen en een deel van het onderhoud.

Formele samenwerking kan ontwikkeling woonzorgprojecten versnellen

Samenwerken met zorginstellingen is voor Woonzorg Nederland dagelijkse kost. Ondanks tientallen jaren ervaring gaat dit niet altijd van een leien dakje. Accountmanager Jolien Stokroos: 'Wij kijken op een andere manier naar vastgoed dan zorginstellingen, we rekenen anders en denken anders. Hierdoor lopen veel goede initiatieven op het gebied van wonen en zorg stuk. En dat kunnen we ons echt niet permitteren, want Nederland vergrijst en de vraag naar aangepaste woningen groeit enorm.'

'Als woningcorporatie zijn we gewend ver vooruit te kijken bij het maken van bouwplannen. Mijn ervaring is dat zorginstellingen dat minder doen. Daar komt wel verandering in door de nieuwe wetgeving rond de kapitaallastenvergoeding. Voor leegstaande kamers krijgen instellingen geen vergoeding meer. Dus moeten zij anticiperen op de wensen van de klant om leegstand te voorkomen. Het vooruitblikken is een vaardigheid die veel instellingen nog moeten ontwikkelen.

'Er zijn veel redenen te bedenken voor het niet goed van de grond komen van woonzorgprojecten. Zorginstellingen en vastgoedpartijen hebben verschillende belangen, het zijn twee heel verschillende werelden en vooroordelen spelen ongetwijfeld een rol.'

Maar hoe groot de verschillen ook zijn, de vergrijzing en de daarbij behorende vraag naar passende woonruimte en zorg zijn een feit. Om het gat tussen wonen en zorg te verkleinen blijken goede intenties van beide kanten vaak niet voldoende. Er is meer voor nodig. Daarom kiest Woonzorg Nederland voor een formele en structurele samenwerkingsvorm.'

'Het zou goed zijn als mensen uit de zorg en mensen uit het vastgoed elkaar vaker ontmoeten. Bijvoorbeeld tijdens congressen of cursussen. Door elkaar beter te leren kennen ben je beter in staat ook eens door de bril van de ander te kijken. Dan ontstaat er meer begrip en vallen vooroordelen weg.'

6

Slot: van denken naar doen

Zorg- en vastgoedpartijen zijn belangrijk voor het realiseren van kwalitatief en kwantitatief voldoende vastgoed voor ouderen en anderen. Vanuit de eigen missie, visie en doelstellingen kan elke organisatie een bijdrage leveren aan de forse opgave die de komende jaren aanwezig is. Dat kunnen partijen zelfstandig doen of samen met elkaar realiseren.

Om de kansen voor de samenwerkingsvariant te verhogen, hebben we dit boek geschreven. We zien daarin dat de behoefte aan woonzorgvastgoed steeds groter en diverser wordt. Ook zien we dat projectontwikkelaars, beleggers en – in het bijzonder – woningcorporaties hier een belangrijke rol bij kunnen spelen. Woningcorporaties moeten met veel partijen rekening houden en zijn sterk gereguleerd. De huurinkomsten en de inkomsten uit de ontwikkeling en verkoop van vastgoedprojecten zijn hun belangrijkste opbrengsten. Wat betreft huur: we hebben gezien hoe de huurprijs wordt berekend en van welke parameters deze afhankelijk is. Daarmee is beter inzichtelijk waar partijen overeenstemming over moeten bereiken.

De zorgaanbieders van dit boek zijn actief in de ouderenzorg, gehandicaptenzorg en geestelijke gezondheidszorg, waar jaarlijks substantiële middelen aan worden uitgegeven. Zorgaanbieders kennen een eigen regulering, die de toegang en de beschikbaarheid van collectieve middelen beperkt en daarnaast de kwaliteit wil bevorderen. De zorgsector bevindt zich in een overgangsfase naar meer vrijheid, verantwoordelijkheid en het nemen van risico's. In die overgang is de hoogte van de overheidsvergoeding voor vastgoed op dit moment onbekend, waardoor veel zorgaanbieders terughoudend zijn bij het aangaan van nieuwe verplichtingen rond hun vastgoed.

Investeer meer in de verkenning en ontwikkeling van samenwerking

Het perspectief van samenwerking bij woonzorgvastgoed laat zien dat rationele belangen van zorg- en vastgoedpartijen overeen kunnen komen. Ook persoonlijke motieven, overtuigingen en drijfveren spelen een rol. De moeilijkheden die veel mensen en organisaties ervaren bij samenwerking tussen zorg- en vastgoedpartijen worden vooral veroorzaakt door een verschil in cultuur tussen beide sectoren. Gelukkig zijn er vele instrumenten die partijen kunnen helpen om de samenwerking te verbeteren. In dit verband introduceren wij twee instrumenten, gericht op kennis over de samenwerkingspartner en het bespreken van de samenwerkingsvorm. Partijen kunnen deze instrumenten gebruiken om bestaande samenwerking te revitaliseren of nieuwe samenwerking te ontwikkelen. Ons devies daarbij is: investeer méér in de verkenning en ontwikkeling van samenwerking, zodat later eenvoudiger tot een beter resultaat gekomen kan worden. Daarbij beseffen we dat 'samenwerking tussen organisaties' een van de taaie vraagstukken van onze tijd is.

Alle informatie in dit boek hebben we bijeengebracht vanuit de overtuiging dat partijen daarmee gelijkwaardiger tegenover elkaar staan en dat dit boek bijdraagt aan wederzijds begrip. Dit begrip, zo verwachten wij, maakt betere samenwerking mogelijk. Immers: 'onbekend maakt onbemind'.

Die betere samenwerking is hard nodig in de toekomst. De middelen die de overheid beschikbaar stelt voor wonen en zorg staan zonder twijfel blijvend onder druk. Juist daarom is het belangrijk dat vastgoedpartijen en zorgaanbieders weten hoe zij maximaal gebruik kunnen maken van de potentie van samenwerking met anderen. Hiermee kunnen zij publieke en private middelen zo effectief en efficiënt mogelijk aanwenden.

Het is nu **tijd** voor **wijsheid** in actie

Wat ons betreft geeft dit boek u daarbij voldoende inzicht, reflectie en gelegenheid voor verdieping. En is het nu tijd voor wijsheid in actie.

7

Bronnen voor verdieping

Hieronder staat een overzicht van bronnen die wij veelvuldig hebben geraadpleegd bij het samenstellen van dit boek en waarmee ook u snel verder kunt gaan en verdieping op maat kunt vinden.

- **www.aangepastbouwen.nl:** deze kennisbank biedt kennis en informatie over goede oplossingen voor zelfstandig wonen en het verhogen van de zelfredzaamheid vanuit het perspectief van de Wet Maatschappelijke Ondersteuning (WMO). De kennisbank is bestemd voor intermediairen, zoals projectontwikkelaars en architecten. Ook eindgebruikers, zoals ouderen of ouders van een kind met een handicap, kunnen de kennisbank gebruiken.
- **www.actiz.nl:** website van de branchevereniging van zorgondernemers, met eigen en branchenieuws, opinies en dossiers rond bedrijfsvoering, kwaliteit, arbeid en stelsel.
- **www.aedesnet.nl:** website van de branchevereniging van woningcorporaties, met eigen en branchenieuws en dossiers over onder andere maatschappelijk ondernemen, financiën, huurbeleid en bouwen en investeren.
- **www.aedex.nl:** de site van AeDex, die de AeDex/IPD Corporatie Vastgoedindex levert en verzorgt: hét benchmarksysteem voor de woningcorporaties van Nederland. De benchmark maakt zowel de bedrijfseconomische als

maatschappelijke prestaties van het door de deelnemers geëxploiteerde vastgoed inzichtelijk.
- **www.areadne.nl:** Areadne is een nieuw beslissingsondersteunend rekenmodel. Areadne zet in een vroeg stadium wanneer het gaat om prille planvorming alle berekeningen helder op een rijtje. Niet alleen de financiële kant van de plannen wordt doorgerekend, maar ook de maatschappelijke winst die de nieuw- of verbouw kan opleveren.
- **www.bouwcollege.nl:** op deze site staan alle officiële publicaties en activiteiten van het Bouwcollege. Ook kent het een kennisplein met de brede kennis en ervaring van het Bouwcollege inzake bouwen voor de zorg, met illustraties en voorbeelden van good practice.
- **www.buurtalliantie.nl:** de online plek om kennis en ervaringen te delen over gezamenlijk maatschappelijk ondernemen in buurten. De website is bedoeld voor bestuurders en professionals van maatschappelijke ondernemingen, zelfstandige maatschappelijke ondernemers, beleidsmakers en uitvoerders van gemeentelijke departementen. Ook actieve burgers, onderzoekers en adviseurs kunnen lid worden van de webcommunity.
- **www.cbs.nl:** site van het Centraal Bureau voor de Statistiek waar via thema's, cijfers en publicaties relevante informatie gevonden kan worden
- **www.cfv.nl:** site van het Centraal Fonds Volkshuisvesting, waarop veel publicaties over de woningcorporatiesector te vinden zijn.
- **www.ciz.nl:** site van het Centrum Indicatiestelling Zorg, met informatie over onder andere trends, de AWBZ en indicatiestelling.
- **www.cpb.nl:** site van het Centraal Planbureau met cijfers en prognoses over onder andere sociale zekerheid, welzijnsstaat en vergrijzing.

- **www.cvz.nl:** site van het College voor Zorgverzekeringen, met een inhoudelijke omschrijving van verzekerde aanspraken vanuit de AWBZ en cijfers over verantwoording en financiering van ons zorgstelsel.
- **www.ggzbeleid.nl:** deze site geeft informatie over de beleidsontwikkelingen binnen de gezondheidszorg, voor zover van belang voor de geestelijke gezondheidszorg. Veel aandacht wordt geschonken aan het landelijke beleid (de landelijke moderniseringstrajecten) en de concrete wet- en regelgeving (AWBZ, WZV en WTG).
- **www.ggznederland.nl:** website van de brancheorganisatie van de instellingen in de geestelijke gezondheids- en verslavingszorg. Op deze website vindt u meer informatie over de ontwikkelingen op het gebied van financiering, verantwoording en de arbeidsmarkt in de GGZ.
- **www.horizonline.nl:** een webapplicatie waarmee informatie over de gezondheid en huisvesting van ouderen kan worden gepresenteerd in kaartjes, tabellen, staafdiagrammen en lijngrafieken. De meeste gegevens zijn beschikbaar op 4-positie postcodeniveau en gemeenteniveau. Niet alleen de huidige situatie wordt in beeld gebracht maar deze is ook doorgetrokken tot 2030 op basis van geavanceerde rekenmodellen, waarbij rekening is gehouden met bevolkingsontwikkelingen.
- **www.ivbn.nl:** website van de Vereniging van Institutionele Beleggers in Vastgoed, Nederland - de belangenbehartigingsorganisatie voor institutionele beleggers in Nederlands vastgoed.
- **www.jaarverslagenzorg.nl:** zorginstellingen moeten elk jaar verantwoording afleggen over de manier waarop zij het geld uit de AWBZ en Zorgverzekeringswet besteden. Die verantwoording leggen zij af in het Jaardocument zorginstellingen. Via deze website krijgt u inzicht in alle jaardocumenten van zorginstellingen.

- **www.kcwz.nl:** website van het Aedes-Actiz Kenniscentrum Wonen-Zorg: hét informatiepunt voor kennis op het terrein van wonen, welzijn en zorg. Met veel dossiers en achtergrondinformatie is het een onmisbare bron voor iedereen die in wonen en zorg actief is.
- **www.kei-centrum.nl:** website van het KEI-kenniscentrum stedelijke vernieuwing, dat zich richt op de transformatie van de bestaande stad en van de naoorlogse wijken in het bijzonder. De KEI-kennisbank bevat een database met 'state-of-the-art'-informatie over de volle lengte en breedte van stedelijke vernieuwing.
- **www.minvws.nl:** website van het ministerie van Volksgezondheid, Welzijn en Sport met officiële publicaties en dossiers over onder andere de stelselwijziging, de AWBZ, zorgzwaartepakketten en wonen, welzijn en zorg.
- **www.nationaalkompas.nl:** in het Nationaal Kompas Volksgezondheid kunt u antwoord vinden op allerlei vragen over de volksgezondheid en zorg in Nederland. Het Nationaal Kompas richt zich op professionals die zich bezighouden met de inhoud en organisatie van volksgezondheid en zorg.
- **www.neprom.nl:** site van de Vereniging van Nederlandse Projectonwikkeling Maatschappijen. De NEPROM stelt zich ten doel de samenwerking te bevorderen tussen de overheid en projectontwikkelingsmaatschappijen bij de totstandkoming van vastgoedprojecten.
- **www.nza.nl:** website van de officiële zorgtoezichthouder Nederlandse Zorgautoriteit, met algemene informatie over alle zorgsectoren plus officiële beleidsregels, circulaires, tarieven en formulieren.
- **www.rozindex.nl:** website van de Vereniging Raad voor Onroerende Zaken (ROZ) en de ROZ Performancemeting B.V., waar onder andere informatie over de Vastgoedindex te vinden is.

- **www.scp.nl:** website van het Sociaal Cultureel Planbureau, met veel relevante rapportages, onder andere over de vermaatschappelijking van de zorg en woningmarktgedrag.
- **www.skipr.nl:** nieuwsmedium voor zorgondernemers.
- **www.vastgoedmonitor.nl:** site met kengetallen van de vastgoedmarkt: de ruimtemarkt, de ontwikkelingsmarkt en de beleggingsmarkt.
- **www.vgn.nl:** website van de Vereniging Gehandicaptenzorg Nederland met branche-informatie en dossiers rond onder andere bekostiging, bouw & wonen en kennis en kwaliteit.
- **www.vilans.nl:** website van hét onafhankelijke landelijke kenniscentrum voor langdurende zorg met veel informatie over onder andere ouderen, gehandicapten, wonen, technologie en kwaliteit van zorg.
- **www.vrom.nl:** website van het ministerie van Volkshuisvesting, Ruimtelijke Ordening en Milieubeheer met officiële publicaties en dossiers over onder andere het woningstelsel, wonen en zorg, financiering en bouwregelgeving.
- **www.wfz.nl:** site van het Waarborgfonds voor de Zorgsector, met informatie over de eisen van toetreding en de voordelen van deelname.
- **www.wonenzorgwelzijn.nl:** de portal Wonen met Zorg en Welzijn is een toegangspoort voor informatie op het beleidsterrein van wonen met zorg en welzijn, bestemd voor al dan niet betaalde professionals op dit beleidsterrein.
- **www.wsw.nl:** site van het Waarborgfonds Sociale Woningbouw met onder andere trends en cijfermatige perspectieven rond woningcorporaties. Ook beleidsregels en andere informatie voor corporaties, gemeenten en financiers.
- **www.zorgvisie.nl:** nieuwsmedium voor zorgondernemers.

8 Literatuur

ABF Research (2009). Opgehaald november 2009 van www.vastgoedmonitor.nl

Aedes (2008). *Geschikt wonen voor senioren; meer bereiken door samenwerking aan de vraag en wensen van senioren.* Hilversum: Aedes.

Aedes (2009). *Branche in beeld 2008.* Hilversum: Aedes.

Aedex (2009). *Nederlandse Maatschappelijk Vastgoedindex, Resultaten tot en met 31 december 2008.* Almere: Stichting Corporatie Vastgoedindex, aeDex.

Bakker, C. Th. (2009). *Geld voor GGZ, De financiering van de geestelijke gezondheidszorg en de invloed van geld op de zorgpraktijk (1884-1984).* Amsterdam: Amsterdam University Press.

Brandsen, T., Munchkhof, L. van den & Oude Vrielink, M. (2008). *Leren schakelen: naar effectieve samenwerking in wijken en buurten.* Tilburg: Futura.

Bremekamp, R., Kaats, E. & Opheij, W. (2009). *Een nieuw kijkglas voor een heldere blik op samenwerken.* Holland Management Review, 127.

Brouwer, J., Van Galen, J. & Sogelée, G. (2007). *Nulmeting monitor investeren voor de toekomst.* Delft: ABF Research in opdracht van Ministerie van VROM.

CBS (2009a). *Kerncijfers van de bevolkingsprognose, 2008-2050.* Opgehaald november 2009 van statline.cbs.nl/

CBS (2009b). *Zelfgerapporteerde medische consumptie en leefstijl, update juni 2009.* Opgehaald november 2009 van statline.cbs.nl/

CBS (2009c). *Capaciteit intra- en semimurale GHZ, periode 2006.* Opgehaald november 2009 van statline.cbs.nl/

CBS (2009d). *Institutionele beleggers; vastgoedbeleggingen.* Opgehaald november 2009 van statline.cbs.nl/

CBS (2009e). *Zorginstellingen; financiën, personeel, productie en capaciteit naar SBI (2006).* Opgehaald november 2009 van statline.cbs.nl/

CBS (2009f). *AWBZ-gefinancierde ouderenzorg en thuiszorg.* Opgehaald november 2009 van statline.cbs.nl/

CBZ (2005). *Strategische positie vastgoed.* Utrecht: College Bouw Zorginstellingen.

CBZ (2008). *Brief 22 januari 2008 van het Bouwcollege 'Monitoringonderzoek Gehandicaptenzorg 2008.* Utrecht: College Bouw Zorginstellingen.

CFV (2008). *Sectorbeeld realisaties woningcorporaties, verslagjaar 2007.* Naarden: Centraal Fonds Volkshuisvesting.

Fritzsche, C., Hoepel, J.K., Kaper, L. & Ommeren, A.J. van. (2004). *Huisvesting is strategisch goed; wegwijzer voor vastgoedmanagement voor ziekenhuizen.* Amersfoort: Twynstra Gudde.

Gerrichhauzen en Partners (2009). *Je moet wel zakelijk blijven (samenvatting). Samenwerken bij wonen, zorg en welzijn.*

GGZ Nederland (2007). *Verleende zorg in de GGZ, 2006.* Amersfoort: GGZ Nederland.

GGZ Nederland (2009). *Zorg op waarde geschat. Sectorrapport GGZ 2009.* Amersfoort: GGZ Nederland.

Gool, P. van, Jager, P. & Weisz, R.M. (2001). *Onroerend goed als belegging.* Houten: Wolters-Noordhoff.

Hagen, G. & Mandemakers, T. (2004). *De woonbeleving van 50-plussers.* The Smart Agent Company/Nederlands

Instituut voor Zorg en Welzijn. In: Sievers, A. & K. Penninx, K. (2006). *De stad een buffet. Ondernemend ouder worden in de stad.* Woudenberg/Utrecht: INBO/Movisie.

Herps, M. (2007). *Ontwikkelingen in de zorg voor mensen met een verstandelijke beperking in de afgelopen 15 jaar.* Utrecht: Vilans.

Hoepel, J.K., Ommeren, A.J. van & Zalk, D. van. (2007). *Sturen met stenen.* ZE Magazine nummer 05/07.

Hutschemaekers, G.J.M. & Tiemens, B.G. (2006). *Het einde van een sectorale ggz. Ontwikkelingen, trends en controverses in Nederland.* Tijdschrift voor psychiatrie, nummer 1,27-36.

Julberg, J. & Ras, M. (2004). *Met zorg gekozen? Woonvoorkeuren en woningmarktgedrag van ouderen en mensen met lichamelijke beperkingen.* Den Haag: Sociaal Cultureel Planbureau/Ministerie van VROM.

Kaats E. & Opheij, W. (2008). *Bestuurders zijn van betekenis; allianties en netwerken vanuit bestuurlijk perspectief.* Maarssen: Reed Business.

Kaats, E., Klaveren, P. van, & Opheij W. (2005). *Organiseren tussen organisaties.* Schiedam: Scriptum.

Kenniscentrum Wonen-Zorg (2003). *Samen woonzorgcomplexen bouwen; afspraken tussen corporatie en zorginstelling bij verschillende varianten.* Utrecht: Kenniscentrum Wonen-Zorg.

Kenniscentrum Wonen-Zorg (2009). Opgehaald november 2009 van www.kcwz.nl

Klaver, G. (2008). *Koudwatervrees bij zorginstellingen.* Property NL Magazine, nummer 12 – 2008.

Kwartel, A.J.J. van der (2009). *Brancherapport Gehandicaptenzorg 2008.* Utrecht: Prismant.

Leeuw, J.J. van der (2004). *Serviceflats voor ouderen.* Utrecht: Nederlands Instituut voor Zorg en Welzijn.

Luijkx, K.G. & Pardoel, K. (2006). *Behoeften wonen, welzijn, zorg in de wijk.* Tilburg: IVA Beleidsonderzoek en advies.

Ministerie van Financiën (2009). *Rijksbegroting 2010, Vaststelling begroting Ministerie van VWS, artikel 43 Langdurige zorg.* Opgehaald november 2009 van www.rijksbegroting.nl/2010/voorbereiding/begroting,kst132834b_6.html

Neele, J. & Wildt, R. de (2004). *Huren van gezondheidsvoorzieningen.* Amsterdam: RIGO, in opdracht van Utrecht: College Bouw Zorginstellingen.

NNI (2007). *NEN 2580: Oppervlakten en inhouden van gebouwen - Termen, definities en bepalingsmethoden.* Delft: Nederlands Normalisatie Instituut.

Nozeman, E.F. et al. (2008). *Handboek projectontwikkeling.* Voorburg: NEPROM.

NZa (2009a). *Tariefbeschikking ZZP-09-04 (13 mei 2009).* Utrecht: de Nederlandse Zorgautoriteit.

NZa (2009b). *Beleidsregel Kleinschalig Wonen, CA 385.* Utrecht: de Nederlandse Zorgautoriteit.

Rengers, M. & Schoorl, J. (2008). *Villa's op grond van de zorginstelling.* Volkskrant, 4 oktober 2008.

RIVM (2009). *Nationaal Kompas Volksgezondheid.* Bilthoven: Rijksinstituut voor Volksgezondheid en Milieu.

RVZ (2006). *Management van vastgoed in de zorgsector.* Zoetermeer: Raad voor de Volksgezondheid en Zorg.

's Heeren Loo (2009). *Ontstaan 's Heeren Loo.* Opgehaald november 2009 van www.sheerenloo.nl/over_s_heeren_loo/organisatie/historie/

Sanders, L., Jansen, P., Groot, T.J. de (2003). *Over wegen en wensen, organisatorische en juridische kanten van 'Samenwerking wonen, zorg en welzijn', Innovatieprogramma Wonen en Zorg 2003.* Utrecht: Kenniscentrum Wonen-Zorg.

Thomassen, M.H.J. (2009). *Financial business framework helpt woningcorporatie.* Tijdschrift Controlling, 6, 30-33.

VROM (2007). *Cijfers over wonen 2006; feiten over mensen, wensen, wonen.* Den Haag: Ministerie van VROM.

VROM/VWS (2004). *Actieplan 'Beter (t)huis in de buurt'.* Den Haag: Ministerie van Volkshuisvesting, Ruimtelijke Ordening en Milieubeheer (VROM)/Ministerie van Volksgezondheid, Welzijn en Sport (VWS).

VWS (2006a). *Voortgangsbrief scheiden wonen en zorg 20 juli 2006, bijlage 2.* Den Haag: Ministerie van VWS.

VWS (2006b). *Quick Scan in de Care.* Den Haag: Ministerie van VWS.

VWS (2008). *Beleidsregels indicatiestelling AWBZ 2009.* Den Haag: Ministerie van VWS.

VWS (2009a). *Kamerbrief VWS Standpunt scheiden wonen en zorg d.d. 26 juni 2009.* Den Haag: Ministerie van VWS.

VWS (2009b). *Brief Tussenstand kapitaallasten, d.d. 9 juli 2009.* Den Haag: Ministerie van VWS.

Waarde, H. van & Wijnties, M. (2007). *De toekomst van kleinschalig wonen voor mensen met dementie.* Utrecht: Alzheimer Nederland/Aedes-ActiZ Kenniscentrum Wonen-Zorg.

Weggeman, M. , Wijnen, G. & Kor, R. (2005). *Ondernemen binnen de onderneming. Essenties van organisaties.* Deventer: Kluwer.

WfZ (2007). *Resultaten herbeoordeling WfZ-deelnemers 2007.* Utrecht: Waarborgfonds voor de Zorgsector.

Wildt, W. de (2009). *Corporaties worden seniorenhuisvester.* Aedes Magazine 2009.

Bijlage: Omschrijving woonvormen

Hieronder een overzicht van de meest voorkomende woonvormen (gebaseerd op: Aedes-Actiz Kenniscentrum Wonen-Zorg, 2009).

Aanleunwoning	De naam zegt het al: dit is een woning die aanleunt aan een zorgaanbieder. De woningen zijn gelijkvloers, rolstoeltoe- en doorgankelijk en beschikken over een alarmeringssysteem met de zorgaanbieder.
Begeleid wonen	Individueel of groepswonen in de wijk met geregeld begeleiding voor cliënten in de gehandicaptenzorg en geestelijke gezondheidszorg. Cliënten hebben een individuele huurovereenkomst en een begeleidingsovereenkomst.
Beschermd wonen	Beschermd wonen kent twee soorten inhoud. In de sector verpleging en verzorging wordt onder beschermd wonen een kleinschalige groepswoning met gemeenschappelijke voorzieningen en 24-uurszorg met toezicht verstaan. Deze woonvorm is vooral bedoeld voor dementerende ouderen. Zie ook: Kleinschalig wonen. In de gehandicaptenzorg en geestelijke gezondheidszorg wordt de term gebruikt voor individueel of groepswonen in de wijk met vrijwel dagelijkse begeleiding en 24-uursbereikbaarheid.

Gezins-vervangend tehuis (GVT)	Een kleinschalige woonvorm in een woonwijk voor verstandelijk gehandicapten. De bewoners wonen in een groep en krijgen ondersteuning van vaste begeleiders. Afhankelijk van hun mogelijkheden gaan de bewoners overdag naar een werkvoorziening, een dagverblijf of een school. Het GVT wordt ook wel sociowoning, wooncentrum of woonhuis genoemd.
Hospice	Een huiselijke omgeving waar palliatieve zorg wordt verleend aan ernstig zieke mensen.
Kleinschalig groepswonen	Het voeren van een gezamenlijke huishouding door een groep cliënten (maximaal 6 tot 8). De woonvorm is vaak bestemd voor psychogeriatrische cliënten en verstandelijk gehandicapten.
Kleinschalig wonen	Een woonvorm waarbij een kleine groep mensen, die intensieve zorg en ondersteuning nodig hebben, met elkaar in een groepswoning wonen waardoor het voor hen mogelijk is een zo normaal mogelijk leven te leiden. Eén groep die hiervan gebruikmaakt zijn dementerenden.
Levensloop-geschikte woning	Een zelfstandige woning is levensloopgeschikt wanneer men in alle levensfases met minimale fysieke inspanningen en minimale kans op ongevallen de woning kan bewonen. Nieuwe woningen voldoen aan de eisen van Woonkeur, bestaande woningen aan de eisen van opplussen.
Nultreden-woning	Een woning die zonder trappen van buitenaf bereikbaar is en waarbij de zogenaamde 'primaire ruimtes' (de keuken, het sanitair, de woonkamer en minimaal één slaapkamer) zich op dezelfde woonlaag bevinden. Drempels in de woning zijn laag of ontbreken.
Serviceflat	Appartementen waarbij meestal een vast pakket van diensten en zorg beschikbaar is. Ze zijn vooral gericht op mensen met een hoger inkomen en mensen die een woning willen kopen. Soms worden woningen ook te huur aangeboden.

Verpleeghuis	AWBZ-verblijfsvoorziening voor (intensieve) verpleging en behandeling. Verblijf op een- en tweepersoonskamers en soms nog op drie-of vierpersoonszalen. Mogelijkheid van 24-uurstoezicht. Verpleging mogelijk bij permanente bedlegerigheid. Er zijn somatische, psychogeriatrische en gecombineerde verpleeghuizen. Veel verpleeghuizen hebben ook een functie voor kortdurend verblijf (revalidatie en verpleging na ziekenhuisopname).
Verzorgd wonen	Zelfstandige wooneenheden of woningen waar zorg op afroep mogelijk is door de aanwezigheid van infrastructuur voor wonen en zorg. Het kan variëren van wonen met zorgsteunpunten (ook wel aangeduid als woonzorgzones) tot woonzorgcomplexen met zorg op afroep.
Verzorgingshuis	AWBZ-verblijfsvoorziening met een- en enkele tweepersoonskamers of appartementen. Zorg, signalering, bescherming, toezicht, welzijn en dienstverlening vormen een integraal pakket met het verblijf.
Woonzorgcomplex	Een complex zelfstandige woningen, waar in het ontwerp aandacht is besteed aan veilig en beschut wonen. Binnen ieder complex bestaat een overeengekomen zorg- en servicearrangement maar wel met een consequente contractuele scheiding tussen wonen, zorg en service. De woningen voldoen aan eisen van aanpasbaar bouwen. In een woonzorgzone kan een woonzorgcomplex een functie vervullen als servicecentrum voor de wijk eromheen.
Workhome	Een kleinschalige woon- en werkvoorziening voor mensen met een ernstige vorm van autisme die een intensieve begeleiding nodig hebben.
Zorgboerderij	Een boerderij waar mensen met een zorg- of hulpvraag een waardevolle dagtaak vinden. Een minderheid van de zorgboerderijen biedt de mogelijkheid om op de boerderij te wonen. Een aantal boerderijen richt zich specifiek op zorgbehoevende ouderen.
Zorghotels	Tijdelijk verblijf met de mogelijkheid van 24-uurszorg- en dienstverlening met kenmerken van een hotel in combinatie met zorg.

Zorgwoning Woningen waar intensieve zorgverlening mogelijk is. Deze woningen zijn minimaal rolstoeltoegankelijk en -doorgankelijk. Het sanitair maakt zelfstandig rolstoelgebruik mogelijk. In de slaapkamer en badkamer kan zonodig gebruik worden gemaakt van tilliften. De woningen zijn doorgaans voorzien van alarmering en domotica.

Over de auteurs

Drs. H.K. (Hugo) van den Beld is senior adviseur bij Twynstra Gudde Adviseurs en Managers. Als politicoloog met 20 jaar ervaring in ouderenbeleid, wonen en zorg werkt hij vanuit een breed maatschappelijk perspectief aan praktische en structurele oplossingen. Hij begeleidt woningcorporaties, zorgaanbieders en overheden bij samenwerking en innovatie. Daarbij brengt hij zijn expertise rond visie-, strategie- en conceptontwikkeling in.

Ing. D. (Dave) van Zalk MSc is senior adviseur bij Twynstra Gudde Adviseurs en Managers. Vanuit zijn betrokkenheid bij het welzijn van mensen, werkt hij als procesmanager en conceptontwikkelaar samen met zorgaanbieders en vastgoedpartijen aan de ontwikkeling van woonzorgvastgoed. Hij streeft naar de optimale balans tussen een gezonde bedrijfsvoering en een prettige woon- en werkomgeving.

Verantwoording

Dit boek is gebaseerd op onze expertise in samenwerking bij wonen en zorg en de training die wij hierover verzorgen. Wij maken daarbij dankbaar gebruik van de deskundigheid van onze collega's van Twynstra Gudde. Ook buiten ons bureau hebben we hulp gekregen: Marion van Beurden van 't Heem in Udenhout, Bert Blaauw van De Goede Zorg in Apeldoorn en Daniëlle Harkes van het Aedes-Actiz Kenniscentrum Wonen-Zorg hebben ons gesteund, evenals Christie Manintveld en de gesprekspartners voor de cases in dit boek. Iedereen: hartelijk dank!

Amersfoort, januari 2010

Hugo van den Beld
Dave van Zalk

GPSR Compliance
The European Union's (EU) General Product Safety Regulation (GPSR) is a set of rules that requires consumer products to be safe and our obligations to ensure this.

If you have any concerns about our products, you can contact us on

ProductSafety@springernature.com

In case Publisher is established outside the EU, the EU authorized representative is:

Springer Nature Customer Service Center GmbH
Europaplatz 3
69115 Heidelberg, Germany

www.ingramcontent.com/pod-product-compliance
Ingram Content Group UK Ltd.
Pitfield, Milton Keynes, MK11 3LW, UK
UKHW021300180426
11947UKWH00015B/934